減重逆齡 我就是5.0

作者／蕭慎行 院長
編審／李天行 醫師

P！食癮風暴
成人代謝症候群
防治破口，
由此開始！

食

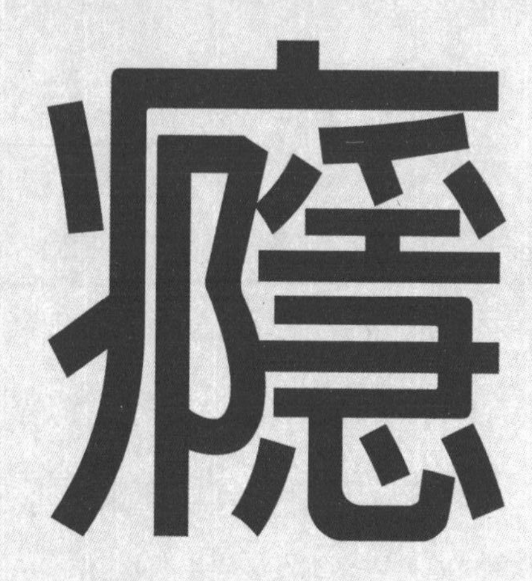

胰島素5.0健康計畫

斷開

肥胖
代謝症候群
第二型糖尿病
腦心血管疾病
癌變

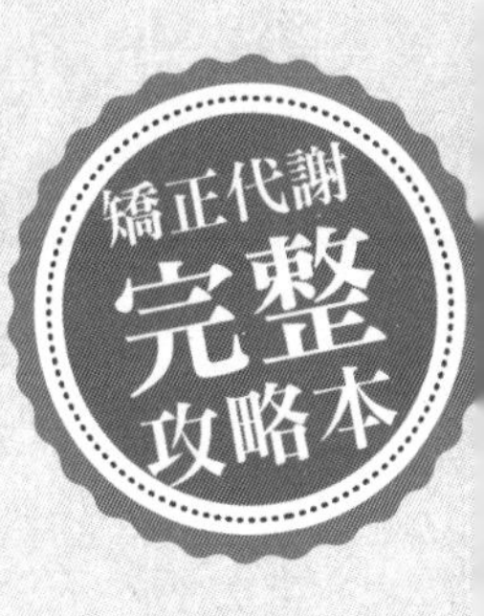

Food Addiction

中年發福，
三高、慢性病的元凶？

糖尿病，
可以完整控制的契機？

血管泡糖水，
恐致失明、足病變？

減肥又復胖，溜溜球效應？

高胰島素血症，引發致命危機？

健康新口號：「胰島素 5.0」

追求健康，想要苗條身材，你要降低胰島素，
降到多少？「5.0 ！」

如果你是「胰島素 5.0」：

你會從大魚大肉變青菜蘿蔔！
你會喜歡清淡飲食，喜歡吃七分飽！
你不會肥胖，身材會很苗條！
你不會有水桶腰或鮪魚肚，也不會有三高！
你會遠離慢性病的威脅！
你會健康又長壽！

The devil has put a penalty on all things
we injoy the life, either we suffer in health
or we suffer in soul or we get fat.

—— Albert Einstein (1879-1955)

- **追求健康：**胰島素 5.0 ！
- **想要苗條身材：**胰島素 5.0 ！
- **消除水桶腰、鮪魚肚：**胰島素 5.0 ！
- **不想得糖尿病：**胰島素 5.0 ！
- **拒絕中風、心肌梗塞：**胰島素 5.0 ！
- **遠離大腸癌：**胰島素 5.0 ！
- **讓自己健康又長壽：**胰島素 5.0 ！

目錄 Contents

目錄 Contents

Part 10 搶救食癮一族，首推「胰島素5.0」健康計畫

Part 11 超強部署，全力推動「代謝症候群防治計畫」！

推薦序一

遠離食癮風暴，讓肥胖與慢性病回到正軌

很高興有機會拜讀到老友蕭院長的最新著作《食癮：胰島素5.0健康計畫》，最讓我驚訝的是，現代醫學通常是由「生理」或「病理」的角度來探討疾病問題，蕭院長卻能夠從「熱量」與「代謝」的角度切入，完整詮釋現在的飲食、食安、肥胖、慢性病，甚至全球暖化等等危機的真正原因。很難得，一位健康作家能夠採取如此寬廣的視野，來探索現代人健康與環境問題的根源，實在令我佩服。

被醫學界忽略的一環——胰島素

從事醫學工作多年，雖然治療過許許多多患者，但過重的工作也常讓我感到身心交瘁，畢竟，病人太多並不是好事！我也一直期望現代醫學能夠找出更好的對策，來有效減少糖尿病患的人數。蕭院長所提出的「食癮風暴理論」很清楚地描繪出肥胖與慢性病發生的軌跡，「食癮風暴理論」或許是能夠協助解決這項問題的一個正確方向！現在連五大科都很

難招到足額的醫師，這問題再不解決，只怕將來情況會越來越嚴重。

蕭院長「食癮風暴」的理論基礎在於「胰島素失調」，這是他長期為民眾檢查胰島素所探討出來的心得，同時，這項理論也獲得美國醫學雜誌等知名醫學期刊研究論文的支持。

但遺憾的是，現在很少有醫院為民眾檢查胰島素，以致於現在醫師們對於胰島素的整體影響還很陌生，這或許是被醫學界忽略掉的一環！如果未來醫學界能夠擴大胰島素的研究規模，也許可以找出更好的醫療策略，例如：有效預防糖尿病，或者是有效防治二度或三度中風等等，而不只是不停地在救治病患。

本人願意極力推薦蕭院長這本難得的健康佳作，畢竟，現在的環境條件並非很有利於人體的健康，才會衍生出這麼多的「生活型態疾病」。這本《食癮：胰島素5.0健康計畫》可以提供民眾很好的參考，相信每位讀者都可以在這本書中學習到保護自己健康的正確知識；最後，預祝每位讀者都能健康一生，遠離肥胖與慢性病的傷害。

振興醫院新陳代謝科
石光中 醫師

推薦序二

食癮風暴，就是阻礙苗條與健康的解答

首先恭賀我的老友蕭慎行院長正式發行他的新著作《食癮：胰島素5.0健康計畫》，他在書中所提的「食癮效應」、「肥胖體質」、「食癮風暴」等理論非常前瞻，尤其蕭院長對於現代飲食的傷害體認很深，確實，現在許多的慢性疾病都與現在的飲食型態息息相關，尤其是飲食精緻化與高熱量化影響最大。

醫界應該正視「代謝症候群」的防治

當我們的飲食全面朝向精緻化與高熱量化發展，絕大多數的民眾勢必面對肥胖與代謝疾病的傷害，能豁免者畢竟只有少數！蕭院長特別提出羅德維格博士（Dr. Ludwig）發表在美國醫學雜誌的文章，以及其他代謝疾病專家的研究心得，取得強而有力的證據，證明了他研究的正確性。

因此，我認為，蕭院長確實已經找到肥胖與健康問題的核心了！

現在中年肥胖的問題最讓本人憂心忡忡，根據中央研究院發佈的數據，台灣「代謝症候群」（腹部肥胖加三高）人口男性高達百分之六十，女性也高達百分之五十，這是一個非常可怕的警訊，因為「代謝症候群」正是糖尿病的發病前兆（罹患糖尿病是一般人的七倍），也是腦心血管疾病的高危險群（比一般人高三倍），更糟糕的是，「代謝症候群」人口的年齡逐漸下降，而且這些中年肥胖族群都是家庭的經濟支柱，台灣確實應該開始正視「代謝症候群」防治工作。

本人要特別推薦這本好書，在這本書中，蕭院長已經為你找到苗條與健康的答案，你可以從書中學習如何不要讓自己成為「代謝症候群」！

當肥胖、糖尿病與腦心血管疾病無限蔓延的黑暗時刻，《食癮：胰島素5.0健康計畫》這本著作與蕭院長的研究成果或許可以帶來一線曙光！

前陽明醫學院院長
何橈通 醫師

推薦序三

新的社會，新的食癮風暴

蕭慎行院長是我的國中同學，至今相知相識已經五十三年了。我在大學教授「未來學」，多年來呼籲，隨著社會的變遷，農業社會曾把「肥胖」當作是福氣的象徵，現在卻成為一種疾病了——世界衛生組織在一九八四年公布「肥胖」是一種疾病，而解決之道就是自我健康管理。

也因此，十多年前的衛生署（現今衛生福利部）公布台灣百分之五十的中年人過胖，我曾在中國時報為文〈新社會，新飲食〉中，指出問題就出在台灣已經進入新的社會，但大多數人的飲食卻沒有跟上新社會的飲食方式，所以造成肥胖。

二〇一一年我妹妹莊雅惠醫師，知道我在推動「消除肥胖」的活動，告訴我：「從未來學的觀點談肥胖的健康管理是以趨勢的角度，但還需要加強醫學的理論與實務。有一本書叫《腰太粗，原來是胰島素在搞鬼！》，你應該看看！」

聽得我趕緊買來看，一翻開書，作者竟然是長久不見的同學——蕭慎行，仔細讀完後，覺得書中解決肥胖問題的理論與實務，惠我良多！

人類天性+四大次級風暴，形成巨大食癮風暴

從二〇一一至今，已過了十年，由於蕭院長持續研究胰島素對肥胖造成的影響及解決處方，定然會有新的研究發現，以及更有效的醫療處方。

果然，蕭院長告知他即將出版《食癮：胰島素5.0健康計畫》，我特別為蕭院長及社會感到高興，在第一時間拜讀完後，對胰島素造成人類疾病的影響有了更深入的認識。

《食癮》一書中明確指出：「肥胖者的身體，基本上是處於長期發炎的狀態，會破壞心血管的保護機制，嚴重的話甚至會引發某些癌症。」

書中點出造成肥胖的原因，起於人類的三大天性：儲存能量、害怕痛苦、繁衍後代。這三大天性在新社會中形成四個次級風暴：食癮效應、肥胖、胰島素阻抗、瘦體素抗性，這四大風暴互相影響造成巨大的「食癮風暴」。

找出病因後，書中提出「代謝矯正技術」處方，把它稱之為「第三波減肥革命」，其中有一件事情，尤令我感動：蕭院長讓自己跟兒子成為該處方的研究對象。

在五個月使用「代謝矯正技術」後，蕭院長體重從八十六降到七十公斤，而他的兒子從一〇六．六減到八十．二公斤。令人驚喜的是，因為體重變輕，相關健康指數也改善良多。

面對新社會的肥胖風暴，本書提出的「第三波減肥革命」是解決問題的一帖優異處方。不只嘉惠肥胖者遠離肥胖，更會大幅減低健保的支付！在此，特別推薦之！

前台北國立教育大學校長
莊淇銘 博士

編審序

代謝矯正技術，掀起下一波的減肥革命

本人認識蕭慎行院長已有相當長的時間，他在研究「食癮風暴理論」與「代謝矯正技術」的執著態度，令人非常動容，我是少數有機會接觸到這項理論與技術的醫師，因此，當蕭院長邀請我擔任《食癮：胰島素5.0健康計畫》這本書的編審工作時，我欣然答應。

雖然曾經在台北榮民總醫院擔任臨床醫師長達十年，也曾在美國哈佛醫學院擔任三年的研究醫師，總覺得現代醫學對於糖尿病的機轉與治療方法仍未趨完善，蕭慎行院長所提的「食癮風暴理論」與「代謝矯正技術」在某方面彌補了盲點，尤其是在阻斷飲食糖分的吸收。

從根本解決肥胖，解除食癮效應

有鑑於可能引發心臟問題，衛生福利部已明令禁用諾美婷等相關藥物，臨床醫師在肥胖症醫療上也出現了無藥可用的窘境。「代謝矯正技術」是從「逆轉代謝失調」的方向來達到減重目標，屬於比較「治本」的觀念。肥胖本來就是因為代謝失調所引起，或許「代謝矯正技術」將會掀起下一波減肥革命！至少它在消除「食癮效應」、「肥胖體質」、「預防復胖」等應用上已經有很大突破。

非常榮幸擔任《食癮》這本新書的編審工作，本人要極力推薦這本好書，希望透過這本新書的推廣，可以讓更多的民眾瞭解「矯正代謝」對於健康的重要性。不想肥胖，不想得慢性病，你可以養成良好運動習慣、正確飲食觀念，或藉由「代謝矯正技術」的協助，讓自己遠離代謝失調。

台北市竹圍鴻恩診所院長
李天行 醫師

前言

成人代謝症候群防治破口，由此開始！

人類生存在地球上已經超過一千萬年，當時飲食以天然「全食物」為主，主食多為糙米、全麥，精緻化程度很低，且較少添加物，也就是俗稱的「粗食」型態（或全食物飲食）。這樣的飲食方式讓人維持良好的身材和體態，除了少數擁有特殊肥胖基因之外，一般人脂肪率很低，身材也都相當結實。

驚爆危機，關鍵五十年

一九五〇年之前，「肥胖」根本不在公共衛生的議題內，這段時期以前的主要疾病種類，仍以感染症或傳染病等「急症」為主，例如：傷寒、霍亂、肺結核等，主要因為衛生條件不佳，或是缺乏有效的抗生素所致，直到二次世界大戰結束（一九四五年）為止。

當人類邁入二十一世紀，距離二次世界大戰結束約五十年的時間，人類社會的飲食型態、身材體態與疾病型態，卻在短時間產生了巨大的轉變，這個「關鍵的五十年」從此改寫了人類的飲食、肥胖與健康的狀態。

如果屬於戰後嬰兒潮人口（六十歲以上），可以回想一下，還是孩童時期的你，當時人們的飲食型態是否與現在差別很大？那時候的胖子是否會成為大家嘲笑的對象？如果把整個人類生存史與這短短五十年做一個比較，宛如時間鏈上的滄海一粟，短短半世紀卻在人類社會爆發出前所未見的「五大」危機，這些危機如同平地起高樓般地突兀，全都發生在這個「關鍵五十年」！

以下帶領讀者一塊審視，人類目前身陷在哪「五大危機」當中，而且每一項危機都深深威脅著你我的健康與生存。

三高飲食——人類生存危機一

如今的飲食全部朝向「三高」型態發展，所謂「三高」指的就是高糖、高脂、高熱量的飲食型態。

現代人已經無法滿足於清淡的「低熱量」飲食，多數人都沉迷於追求更高的熱量，人類每天消耗天文數字般的牛奶、起司、肉類、蛋、白糖等。年輕人聚餐的首選是吃到飽（buffet），成年人應酬、餐敘也是大吃大喝，以前初一、十五拜拜才能享用的大魚、大肉，現在成為家庭日常，整體平均飲食熱量幾乎是直線上升。

當人們拚命追求熱量，「油炸」與「加糖」成為最受歡迎的烹調與製作方式，油炸食物與甜食、甜飲料成為大眾最愛。其中最具代表性的，當然首推美式連鎖速食產業，它們所販售的就是典型的「三高」飲食。

這些美式速食產業在全球每個國家快速展店，已經儼然形成一種飲食文化，成為現今孩童、青少年生活中不可或缺的一環，試想要是哪天沒有了速食店，這些年輕族群會不會抓狂？

值得我們思考的是，為何現代人似乎整天都處在「飢餓狀態」？整天都在吃、吃、吃！除了三餐，還要喝下午茶、吃宵夜，身邊還少不了各式各樣油炸或爆漿的點心。

如果把時光推回一九五〇年代以前，那時候的農夫們每天「日出而作，日落而息，鑿井而飲，耕田而食」，試著回想看看，農夫們那麼大的勞動量，他們都吃什麼？除了簡單的三餐以外，哪有在喝下午茶？每天七、八點就早早上床，哪來的宵夜？

反觀現代人，每天出門就是電梯、汽車，或是坐在辦公室裡吹冷氣，勞動量非常低，卻吃得這麼多，「多動可以少吃，不動的反而需要多吃？」這是什麼道理呢？

無論箇中原因為何，在這短短五十年裡，創造了一個前所未見超高熱量的飲食環境，隱然形成致病／命危機。

肥胖——人類生存危機二

小時候的我長得高高壯壯，且有點微胖，由於其他同學都比較瘦小，因此經常被同學嘰笑是「大摳呆」（胖子的閩南語），現在回想起來，當時班上幾乎沒有胖子。

時至今日，肥胖似乎已經成為常態，根據資料統計，現在小學生肥胖率高達百分之二十五，也就是每四個小學生當中就有一個小胖子，肥胖比率還隨著年齡層上升，大約三分之一的國中生、高中生肥胖，青年族群肥胖比率升至百分之四十。

根據中央研究院、健康管理中心的統計報告紛紛指出，台灣中年肥胖族群的比率超過百分之五十，也就是一半以上的中年族群都有肥胖問題，這些中年肥胖族群通常是腹部肥胖（男性鮪魚肚，女性水桶腰），還會合併三高（高血糖、高血脂與高血壓），通稱為「代謝症候群」人口。

「全球肥胖危機」早已形成，世界衛生組織早在一九七五年就把「肥胖」定位成「全球最大型慢性病」。另外，法國一項全球最大型肥胖人口的研究結果指出：現在全球有超過百分之六十的人口「體重過重」，超過百分之三十六的人口「肥胖」。

現在，除了幾個戰亂或飢荒的非洲國家以外，全球每個國家的國民都有肥胖問題，無論美國、加拿大、歐洲、亞洲都無一倖免，越是進步、國力越強的國家，肥胖問題就越嚴重。

此外，根據二〇〇二年的調查，過去中國超重人口只有百分之二十九，短短十八年的時間，如今已經突破總人口的一半，體重超重或肥胖比例已經超過五億人口。

可怕的是，當整個飲食環境已經完全「三高化」，沒有一個國家、醫學界有能力解決國民肥胖問題，因為這些已經肥胖的人口似乎食量更大、更喜歡高熱量飲食。

慢性病——人類生存危機三

根據台灣衛生福利部資料統計，一九五二年十大死亡原因的前三名分別是：腸胃炎、肺炎、肺結核，幾乎都是「感染症」。

六十八年後，到了二〇二〇年，前十大死亡原因幾乎全部被「慢性病」包辦，其中包括：心臟疾病、肺炎、腦血管疾病、糖尿病、高血壓性疾病、慢性下呼吸道疾病、腎炎腎病症候群及腎病變、慢性肝病及肝硬化等總計八項，這些慢性病衍生的問題幾乎都源自於「代謝疾病」。

同樣的現象，也出現在許多已開發或開發中的國家，最典型的代表就屬歐美國家，美國人民罹患慢性病的程度最嚴重，中國也緊接在後，如今糖尿病人口高達百分之一一．六，患者總人數超過一．四億人，甚至連飲食較清淡的日本也日益嚴重。

以前糖尿病被稱之為「富貴病」，這項稱謂的意涵是，你必須是大戶人家，非常有錢、吃得很好，才「夠資格」罹患糖尿病。

然而，現在單單一個小小台灣就有高達一百七十萬的糖尿病患，幾乎佔總人口數的百分之九，也就是每一百個人當中就有九個人是糖尿病患，如果扣除孩童、青少年與年輕人佔比，讀者可以想見現在台灣成年人罹患糖尿病的比例有多高！

更可怕的是，這些糖尿病患不僅僅只是血糖太高而已，他們通常都合併嚴重的心血管問題，因冠狀動脈堵塞而必須裝設支架的比比皆是，許多人還合併肥胖、腎臟病、白內障、末稍血管病變等問題。

透過糖尿病的例子，相信可以幫助讀者理解現在的「慢性病危機」，到底有多嚴重。

隨著慢性病發展越趨嚴重，連醫學界也出現許多奇怪現象，由於病患太多，工作負擔過重，加上健保猛砍給付額，許多醫師寧可轉換跑道，從事輕鬆又多金的醫學美容，醫院卻出現「五大科」招不到醫師的窘態。

處在慢性病危機風暴，連醫學界也未蒙其利，先受其害，民眾難道只能自求多福？

食安——人類生存危機四

除了越吃越甜、熱量越高外，「食品添加物」也是一大問題。

現代人的飲食口味似乎越來越重，已經吃不出天然食物原有的香味，單靠食物原味根本引不起民眾的口慾，於是大量食品添加物紛紛出籠。

民眾對於食品添加物的依賴越深，直接刺激食品加工業的快速發展，這些食品加工業者發揮了極致的創意，研發一大堆食品添加物，結果就是——我們根本不知道吃進了什麼？牛肉湯可能不是牛肉熬出來的，排骨湯根本沒有排骨，以及不含牛奶的奶精，還有塑化劑、順烯丁二酸、起雲劑等等，荼害人民健康。

除了食品添加物，現在農牧業為了增加產量，稻米、蔬菜加入過多農藥，家禽和魚類含有過多抗生素、生長激素，更別說許多土地與飲水都被違法傾倒五金廢水，導致土地與水源都被毒物、重金屬所汙染，連海洋魚類都跟著遭殃。

台灣洗腎率高居全球之冠的原因，糖尿病併發症、慢性病患長期服用大量藥物是其中重要因素，另一個就是食品添加物和食物所含的高量毒素，也就是食品安全問題所致。

全球暖化——人類生存危機五

如今人類都陷入「全球暖化危機」的恐慌之中，由於燃燒石化燃料（例如：汽車燃燒汽油）、大面積砍伐森林、大量飼養牛隻等人為因素，造成空氣中二氧化碳（CO_2）、甲烷（CH_4）、氟氯碳化合物（CFCs）等溫室氣體的濃度越來越高。

這些溫室氣體吸收太陽的溫度，導致全球的溫度越來越高，形成所謂的「全球暖化效應」，近五十年來是人類史上地球溫度上升最快的時期。

由於溫度快速上升，造成兩極溫度也快速上升，導致格陵蘭與南極的冰層快速融化，一九七八年至今，北極冰帽正以每十年百分之九的速度縮減中；冰層快速融化，不僅造成整個洋流溫度調節機能快速失控，海平面也逐漸上升，科學家預估海平面可能上升高達一公尺以上，將來許多靠海的城市將會被水淹沒，而全球有超過三分之一的人口都居住在靠海城市當中，現在大洋洲島國吐瓦魯已經被海水整個淹沒。

全球暖化效應也導致極端氣候現象的出現，二〇〇三年的熱浪造成連日四十度以上的高溫，導致法國發生死亡一萬三千人的慘劇，被稱為「夏日大屠殺」，整個歐洲死亡人數高達三萬人；英國衛生部發表在「英格蘭醫學期刊」的報告指出，二〇五〇年因高溫致死的人數將會是二〇〇〇年的二．五七倍。

科學家也做出預測，全球暖化效應將會引發更大的洪水、旱災、沙塵暴、熱浪、颶風、龍捲風、冰河撤退等重大災難，也會導致農作物收成大幅減少，飢荒、傳染病頻傳，甚至引發戰爭。

最能夠緩和全球暖化效應的就是雨林，可怕的是，人類為了生產更多農作物，導致許多雨林被大量砍伐，現在每六秒就會消失一個足球場大小的原始森林，每天高達八點六萬公頃的雨林快速消失中，亞馬遜河雨林號稱「地球的肺」，已經有三分之一被砍伐成為農地，猶同人被割掉三分之一的肺一般。

如果情況再無法改善，有科學家預測北極熊將在五十年內絕種，而北極熊的命運很可能就是人類未來的命運。

引爆黑洞，人類做了一件最不該做的事？

許多專家把上述五大危機視為個別事件來觀察，但我卻不這麼認為。

為何這五大危機會不約而同地發生在這短短的五十年當中？如果把人類一千萬年的歷史，以每五十年為一個「點」串起來，前面的二十萬個「點」都相安無事，卻偏偏在最後一個「關鍵點」，同時爆發五大危機，背後絕對有一個共同原因。

本書將為讀者揭露五大危機背後的「黑洞」，這個黑洞長久以來都被人類所忽視，也是因為忽略了這個黑洞，才導致五大危機在短短五十年內同時引爆！

大約就在二次大戰結束，人類做了一件「最不該做的事」，就是把主食的糙米變成白米，人們不再吃糙米飯，而改吃白米飯。

另外，全麥食物變成白麵粉做成的麵包、麵食、包子、饅頭、餃子等，這些通稱「精緻澱粉」。當每天食用的主食被全面精緻化後，隨著影響時間拉長，前面所提到的五大危機也跟著越來越嚴重。

隨著時間來到二〇二一年，五大危機儼然已成為人類社會的浩劫，影響程度絕對不亞於現今讓人談虎色變的新冠疫情（COVID-19），根據世界衛生組織（WHO）資料指出，單單腦心血管疾病一年就奪走約兩千萬條人命，新冠疫情的全球死亡人數至今（二〇二一年九月）還不到五百萬人，腦心血管疾病已成為致死率最高的疾病。

基本上，人體結構並不適合食用精緻澱粉，糙米及全麥食物富含纖維，稱為「複合式澱粉」，攝取這類澱粉人體會緩慢吸收糖分，不會導致飯後血糖瞬間飆升。

相反地，白米飯及白麵粉做成的食物，完全不含纖維，所含的糖分會被身體快速吸收，導致飯後血糖快速飆升，身體必須分泌大量的胰島素來調節血液中大量的糖分，長期食用精緻澱粉。

久而久之，血中胰島素會逐漸升高，形成「高胰島素血症」（Hyperinsulinemia），胰島素升高會導致身體的代謝反應整個失調，包括飲食喜好、食量、運動習慣等都會受到嚴重影響，進而引發肥胖、糖尿病、腦心血管疾病，甚至是癌症等代謝疾病。

高胰島素血症，二十一世紀健康黑洞

高胰島素血症正是筆者所指的「黑洞」，它不僅深深影響著現在飲食環境的發展，更是肥胖、糖尿病、腦心血管疾病的元凶。

只是，這個巨大黑洞至今仍然被極度忽視，二十年前我剛投入胰島素研究領域時，幾乎找不到任何有關高胰島素血症的資料，現在打上「Hyperinsulinemia」進行搜尋，雖然已經有龐大的研究文獻可供查閱，但基本上仍然停留在研究階段，尚未被應用到臨床。

再舉個簡單的例子，相信許多讀者都知道自己的血糖多少、膽固醇多少，但是有幾個人知道自己的胰島素多少嗎？沒有人知道。因為醫院根本不會為你檢查胰島素，高胰島素血症影響的層面如此深遠，醫學界卻完全忽視。

因此，我特別稱它為「二十一世紀健康黑洞」，並希望藉由本書解開這個神秘黑洞，透過本書，你將可以學習到如何矯正身體代謝，恢復苗條的身材，有效地預防糖尿病、腦心血管疾病。更重要的是，你將會體會「永遠苗條，真正健康」不是神話。

我也會在本書深入討論現行糖尿病治療的缺失，並提出一套顛覆傳統糖尿病治療觀念的最新輔助方式，以造福眾多的糖尿病患。

這個黑洞也正是我長期研究的焦點核心，當初原本只是為了研究肥胖，才投入「胰島素」的研究，沒想到的是，當越深入瞭解胰島素，才發現胰島素失調對人類社會的影響，遠超乎想像。

雖然我已經在研究過程中陸續出版過多本著作，階段性地與讀者分享研究心得，歷經二十年的時間，終於釐清胰島素影響的來龍去脈，因此決定彙整出版《食癮：胰島素5.0健康計畫》與分享讀者，這也是發表有關胰島素研究最完整的一本著作。

防治破口，逆轉代謝症候群

讀者會發現到，這是一本非常有趣的書，一些再平常不過的事，藉由胰島素失調的學理，竟然都可以輕易找到合理的解答，如下舉例——

為何現代人習慣喝下午茶？習慣吃宵夜？為何吃到飽餐廳生意這麼好？

為何油炸食物特別香，特別好吃？為何會罹患糖癮？

為何許多食物都要加cheese？為何珍珠奶茶這麼受歡迎？

為何麥當勞、肯德基可以開這麼多連鎖店？為何便利超商到處都是？

為何大家喜歡叫美食外送（foodpanda或Uber Eats）？

為什麼許多人不喜歡運動？為何瘦的人比較喜歡運動？

為什麼減肥老是失敗？為什麼糖尿病要治療一輩子？

為什麼現在罹患大腸癌的人這麼多？

太多太多的「為什麼」，都可以在本書找到答案。

其實，當初僅是起於一個簡單的發想，二十年前，當我閱讀大量的文獻都在討論「胰島素阻抗」（Insulin Resistance），許多文獻內容都直指：「胰島素阻抗正是引發糖尿病與腦心血管疾病的病因。」我的疑問是，既然胰島素那麼重要，為何醫學界都沒有檢查胰島素？

於是我決定嘗試篩檢民眾的胰島素，並交由台北最大的檢驗中心（聯合醫學檢驗所）進行檢驗，篩檢對象包括：一般民眾、肥胖人口、糖尿病患，甚至擴及苗條健康的年長者，然後把收集到的胰島素檢驗數據，比對年齡、肥胖程度、空腹血糖、糖化血色素（HbA1c）、血脂肪（三酸甘油酯、總膽固醇、HDL-C、LDL-C 等）的相關性。

於是，總結出一個非常驚人的結論，從民眾的飲食習慣（包含食量、飲食喜好等）、飲食環境的發展，都深受胰島素失調的影響，包括現在問題最嚴重的代謝疾病（肥胖、代謝症候群、糖尿病、腦心血管疾病），也是因為胰島素失調所引起。

更令人驚訝的是，胰島素失調現象普遍發生在每一個人的身上，這就可以解釋為何現在肥胖人口的比例這麼高，為何糖尿病、腦心血管疾病這麼嚴重！

當醫學從病理，並深入分子醫學的角度（例如：人體基因解密）來看待代謝疾病的問題，我很慶幸自己能夠從人體「能量利用」的宏觀角度，並透過大量胰島素的分析數據、飲食習慣的差異、飲食環境的發展、肥胖與慢性病的流行病學等，加上參考許多醫學先輩的珍貴研究資料（例如：美國醫學雜誌 JAMA 文獻等），終於整理並發現到威脅現代人健康——代謝疾病的完整脈絡。

最後，總結自己的研究心得，提出一套「食癮風暴」理論，可以完全詮釋整個代謝疾病的發展全貌，並且把整套完整理論藉本書發表，以饗讀者。

期許這份研究成果，能為大眾帶來健康的盼望，也為代謝症候群找到防治的方向。

聲明

關於本書分享的健康衛教、代謝問題、矯正與飲食建議等，僅供評估參考。

每個人的體質和狀況皆不同，進行任何療程方案、營養和復健運動之前，請先諮詢專業醫療人員。

若身體已有明顯病兆，特別是代謝症候群的相關病變，應積極檢查與就醫，才能對症而解，找回身體的平安與健康。

Part 1

可怕的「食癮」風暴

「有這麼可怕嗎？」單看每一個小風暴好像感受不到它的危險性，然而這些次級風暴會互相拉扯、壯大，形成「共伴效應」，讓血中的胰島素越來越高，傷害越來越大，最後演變成為聞風喪膽的「食癮風暴」！

01

四大次級風暴的共伴效應

「食癮風暴」不僅是造成許多人罹患慢性病的幕後兇手，同時引起三高飲食危機、肥胖危機、食安危機，甚至是全球暖化危機的最大推手。

海嘯颶風侵襲、全球暖化引發低溫效應造成空前災難，瞬間把大地萬物完全凍結，讓整個北半球進入全新的「冰河時期」，帶來前所未見的人類噩夢，這是二〇一四年震撼全球的災難電影《明天過後》（The Day After Tomorrow）情節。

現在，我們每個人身上正在颳著一股「食癮風暴」，就像是肥胖版《明天過後》的電影情節，差別只在於——「食癮風暴」不是引發超低溫效應，而是讓我們更會吃、更肥胖，導致不堪設想的後果。

例如，中年出現的大肚腩、高血糖、高血脂、高血壓，還會引爆糖尿病、心肌梗塞、腦中風等慢性疾病，甚至還會導致乳癌、大腸癌等重大疾病。

食癮風暴，慢性病的元凶

民以食為天，對以前的人來說，能夠吃飽就不容易了，更別提哪些食物營養？哪些食物好吃？但對現在的人來說，生活水平提高，吃飽已經不是重點，好不好吃反而才是重要的考量。吃不飽、營養不良的比例越來越少；吃太多、營養過剩的比例越來越多，使得罹患糖尿病、高血壓、肥胖症的比例也隨之升高。

根據衛福部二〇二〇年國人死因統計結果，癌症、心臟疾病依舊蟬聯榜首，其中腦血管疾病、糖尿病、高血壓性疾病，分別佔據第四、第五以及第七名，這些疾病每年動輒奪走千萬條人命！

癌症已經連續多年暫居榜首，其危險性不容忽視，讓人感到意外的是，與「食癮風暴」息息相關的病症，竟然佔據了國人死因的一半！就連讓全球人類極度恐慌的 COVID-19 疫情，還遠遠不及「食癮風暴」所帶來的傷害。

「食癮風暴」不僅是造成許多人罹患慢性病的幕後兇手，同時引起三高飲食危機、肥胖危機、食安危機，甚至是全球暖化危機的最大推手，然而，這些還不是最可怕的事情，COVID-19 的危機是有機會被疫苗穩定控制，但是「食癮風暴」的影響卻越來越劇烈，完全看不到盡頭！

「食癮風暴」的罪魁禍首，正是不含纖維的高升糖指數飲食（高GI飲食），例如白米飯、白麵粉等精緻澱粉，以及簡單糖等，導致體內胰島素失調，引發四個次級風暴——食癮、肥胖、胰島素阻抗、瘦體素抗性。

小風暴拉鋸戰，引爆「食癮風暴」

「有這麼可怕嗎？」單看每一個小風暴，好像感受不到它的危險性，然而這些次級風暴會互相拉扯、壯大，形成「共伴效應」，讓血中的胰島素越來越高，傷害越來越大，最後演變成為聞風喪膽的「食癮風暴」！

最可怕的是，食癮風暴會隨著年齡的增長，如同雪球般越滾越大，讓人們的食量越來越大，越喜歡高糖、高脂、高熱量的三高飲食，當身體合成脂肪越來越快速，更加容易導致肥胖；血糖調控越來越差，使得血糖越來越高，糖尿病患者的危險性就會越來越大；血管發生硬化，越來越堵塞，也容易形成血栓，導致腦血管疾病的危險性越來越高。

由於長期攝取不健康的三高飲食，加上肥胖以後，荷爾蒙組織增生作用，罹患乳癌、前列腺癌和大腸癌的機率也隨之升高，最後引爆重大慢性病，把身體給擊倒！

COVID-19從感染到離世，可能只要短短幾天，而「食癮風暴」的傷害卻是非常緩慢，如同無聲殺手，年輕的肥胖族群除了煩惱身材不好看之外，一般都不會有立即的健康問題，因此經常忽視隱藏在肥胖底下的危機，一旦邁入中年以後，糖尿病、腦心血管疾病、癌症等慢性病通通絕地大反攻，這時候就是完全不同的情況了。

尤其，最近醫學研究發現，糖尿病、腦心血管疾病的年齡層，越趨年輕化，有些年輕人才二十幾歲就罹患糖尿病，中風年齡比例也在下降，這說明了一件事：由於飲食環境的影響，「食癮風暴」的滾雪球效應越滾越快，傷害也越來越大！

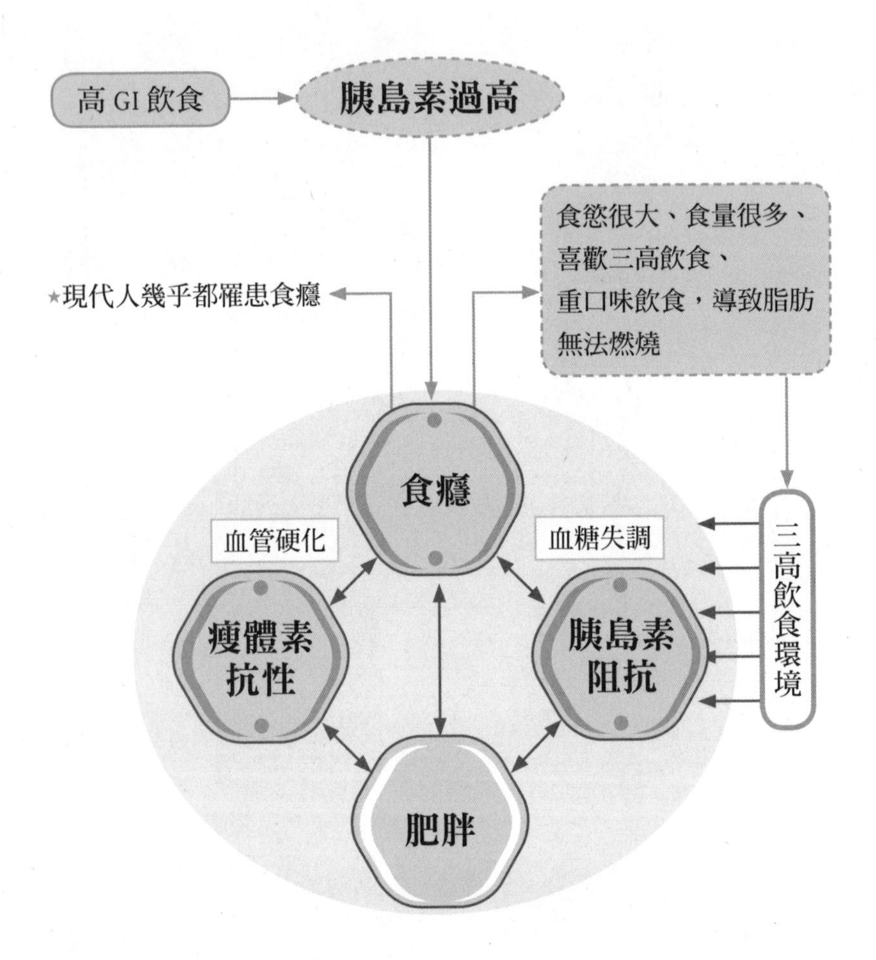
高 GI 飲食
胰島素過高
食慾很大、食量很多、
喜歡三高飲食、
重口味飲食，導致脂肪
無法燃燒
★現代人幾乎都罹患食癮
食癮
血管硬化
血糖失調
瘦體素
抗性
胰島素
阻抗
三高飲食環境
肥胖

圖 1-1 食癮風暴理論

02

四個次級風暴，引爆代謝危機

一名過度肥胖者，臀部需要兩張椅子才塞得下，前面擺著一塊超大 T-bone 牛排，旁邊還有一盤像山的薯條。你以為在開玩笑？這可是我親眼看見的畫面！

前面的篇章提到「食癮風暴」會造成的危害，食癮引爆代謝危機，若是把它拋在腦後，以為吃個保健食品就好，可能代價就會是一輩子的健康！

代謝疾病的發展是一個非常複雜的過程，其中牽涉許多危險因子包括：食癮效應、肥胖、胰島素阻抗、瘦體素抗性等，我根據多年來的研究結果並參考諸多文獻，最後決定提出「食癮風暴」理論，來協助大家瞭解代謝疾病的整個發展過程。

致命風暴，把人擊倒

「食癮風暴」是由高胰島素血症來啟動，胰島素過高會引發食癮效應、肥胖、胰島素阻抗、瘦體素抗性（血管硬化）等四大次級風暴，這四大次級風暴還會彼此互相拉扯，互相壯大，形成惡性循環，最後合併成一個超級大風暴，就是「食癮風暴」！

這巨大的食癮風暴隨著影響時間拉長，不僅讓你中年腹部肥胖加三高（高血壓、高血脂、高血糖），成為「代謝症候群」，最後還會引爆糖尿病、腦心血管疾病或是癌症，把你整個擊倒！

◆次級風暴一：食癮

高GI飲食引發高胰島素血症，血中胰島素過高會進一步引發食癮效應，「吃」變成是一種很大的享受。胰島素過高的食癮者，又特別攝取高糖、高脂、高熱量的「三高飲食」，更糟糕的是，攝取這類飲食又會讓胰島素飆升得更高，進入一種惡性循環。

血中胰島素過高造成食癮，誘發更強烈的食慾，導致吃多動少，副作用接踵而至，一旦食癮次級風暴啟動，接下來就一發不可收拾了。

◆次級風暴二：肥胖

處在現在三高的飲食環境下，食癮效應很容易讓你攝取過高的熱量，血中胰島素過高也會引發惱人的肥胖問題。

當胰島素過高，人體會立即把過多的熱量轉變成脂肪儲存，讓身上的脂肪呈現「只進，不出」的狀態，當然容易導致肥胖。這還不是最糟糕的，更糟糕的是，肥胖以後，血中胰島素會更高，肥胖體質更嚴重，你發現更會吃了，但腰上又多了一層；因此，一旦肥胖以後就會進入更大的惡性循環，很難再回頭。

肥胖只是讓你身材不好看嗎？如果你是這樣想，那就千錯萬錯！肥胖是一切健康問題的開始！肥胖會引發非常多的共伴效應，他們身上持續在進行著慢性發炎反應，而發炎反應正是啟動血管粥狀動脈硬化的開端；肥胖也會減少保護心血管荷爾蒙的分泌，讓體內心血管保護平衡完全打破；肥胖也會加速胰島素阻抗（Insulin resistance）的發展，讓血糖調控逐漸失能，血糖失調以後，你會更容易肥胖！

◆次級風暴三：胰島素阻抗（Insulin resistance）

胰島素阻抗已是醫學界公認第二型糖尿病的主因，如果我們把胰島素形容成鑰匙，肌肉細胞上有許多的胰島素受體（Receptor），如同鑰匙孔一般，血中胰島素過高時，如同用一大串鑰匙不斷去開有限的鑰匙孔，會導致細胞膜上的胰島素受體嚴重受損，最後形成空有鑰匙，鑰匙孔卻不足的情況發生，導致血糖無法有效地進入細胞內利用，大量的糖分滯留在血液中，造成血糖越來越高，最後引發第二型糖尿病。

肥胖會降低脂聯素（Adiponectin）的分泌，也會啟動發炎因子來改變胰島素的訊號，這會讓胰島素的作用越來越差，胰島素阻抗越嚴重；血糖越來越失控，導致胰臟必須分泌更多的胰島素來因應，進入典型的惡性循環。

瑞文博士是一位享譽全球的糖尿病研究專家，「胰島素阻抗」理論就是由他所提出的，他也在一九八八年率先提出「代謝症候群」的名詞，他擔任過美國衛生署內分泌與代謝疾病諮議委員會的會員，以及美國國家糖尿病諮議委員會的首長；他一生獲獎無數，由於他投入長達四十六年的研究心血，醫學界終於揭開了「代謝症候群」與「第二型糖尿病」的神祕面紗！

一九八八年，他獲得美國糖尿病學會的傑出科學成就獎，瑞文博士在他發現「代謝症候群」的發表文獻中指出：「胰島素阻抗會導致胰臟代償性的增加胰島素的分泌，血中胰島素過高會引發一些失調現象，包括：肥胖、高血糖、高血脂以及高血壓，這些失調的現象會大幅增加糖尿病與腦心血管疾病的危險性。

◆次級風暴四：瘦體素抗性（Leptin resistance）

人體總共發生兩大類的荷爾蒙作用的阻抗，這兩大抗性讓人類每年付出超過兩千萬人的死亡代價！其中一個就是大名鼎鼎的「胰島素阻抗」，另一個是大家比較陌生的「瘦體素抗性」。

瘦體素（Leptin）是人體的「肥胖訊號」，身體的體重調控機制就是靠瘦體素，肥胖以後，脂肪細胞充滿脂肪變大，過大的脂肪細胞會分泌瘦體素通知大腦，讓大腦知道：「身體太胖了！」

大腦接到瘦體素的肥胖訊號就會啟動兩大機制：降低食慾、提升基礎代謝率，把多出來的脂肪燃燒掉，讓體重回復正常；相對地，當你太瘦時，脂肪細胞就會關掉瘦體素訊號，大腦收不到肥胖訊號就會啟動增加食慾、降低基礎代謝率機制，把太低的體重拉回來。

身體就是靠這套體重調控機制來維持體重的恆定，所以，身體不會像吹氣球一般，一下變大，一下變小。

不幸的是，這套調控系統只適合輕度肥胖，過度肥胖時，脂肪細胞雖然分泌大量的瘦體素，但是大腦卻收不到瘦體素的訊號，稱為「瘦體素抗性」。

由於收不到瘦體素的訊號，雖然你已經很胖，但大腦卻還是認為「你太瘦了！」於是就拚命提升你的食慾，逼你每天大吃大喝，同時降低基礎代謝率，讓你的脂肪完全無法燃燒，導致肥胖問題更為嚴重。

你們可以想像一個畫面：一名過度肥胖者，臀部需要兩張椅子才塞得下，前面擺著的是一塊超大的 T-bone 牛排，旁邊還有一盤堆成小山的薯條。

你以為在開玩笑？這可是我出國時親眼看見的畫面，過度肥胖導致他的代謝與體重調控完全失常！

越肥胖的人體內瘦體素越高，瘦體素抗性越嚴重；瘦體素過高會影響許多荷爾蒙的分泌，首先瘦體素過高會減少體內唯一可以保護心血管的荷爾蒙促瘦素的分泌，同時會增加促進血管硬化的荷爾蒙抗瘦素的分泌量，大幅降低脂聯素、阻抗素（Resistin）的比例，導致心血管保護機制完全被打破。

另外，由於瘦體素過高會降低荷爾蒙促瘦素的分泌量，進而導致胰島素阻抗更嚴重，血糖越失調，血中胰島素越高，進入更大的惡性循環！

所以，肥胖不僅僅是身材好不好看的困擾而已，肥胖會帶來很大的健康問題，糖尿病、高血壓、高血脂、腦心血管疾病、甚至乳癌、前列腺癌、大腸癌症都很容易找上你，因此，這些代謝疾病也被稱為「肥胖併發症」。

看見太多因為食癮風暴導致的肥胖以及肥胖併發症，讓我不禁想要提出長久以來的研究結果，為這個社會盡一份心力，同時希望大家可以注重造成肥胖的危險因子，做好健康的行動和準備。

抗瘦素，讓人想瘦卻瘦不下來

肥胖以後，肥胖者的脂肪組織會分泌大量的各種前發炎細胞激素（Proinflammatory cytokines），包括 TNF-α、IL-6、IL-1β 等，也會分泌瘦體素、抗瘦素等結構很類似發炎因子的荷爾蒙，這些都會引發長期的發炎反應。

肥胖者身上持續在進行著慢性發炎反應，而發炎反應正是啟動血管粥狀動脈硬化的開端；血管持續慢性發炎，肝臟會加速合成不好的膽固醇（LDL-C），減少合成好的膽固醇（HDL-C），這會加速血管粥狀動脈硬化的進行，容易引發腦中風、心肌梗塞。

肥胖者會增加阻抗素的分泌量，降低脂聯素的分泌量，不僅打破心血管保護平衡，也會讓胰島素阻抗更嚴重，另外，肥胖者的胰島素很高，增加脂肪食物的攝取，導致血中游離脂肪酸（Free fatty acid）很高，高游離脂肪酸會驅動發炎因子來改變胰島素的訊號，胰島素阻抗更嚴重；胰島素阻抗越嚴重，導致血糖調控越差，吸收進來的糖分都轉成脂肪儲存，讓肥胖問題更嚴重！血糖越高又會刺激胰臟分泌更多胰島素，導致血中胰島素更高，形成更大的惡性循環。

03

越滾越大，食癮風暴的滾雪球效應

肥胖以後，「食癮風暴」會更加肆虐，讓人更會吃、更不想動，吃進來的熱量完全變成脂肪。惡性循環之下，肥胖的人會更肥胖，似乎已成定局，甚至無止盡！

「食癮風暴」在身上吹襲，究竟會造成怎麼樣的傷害？隨著時間的拉長，食癮風暴的影響大概可以區分為三大階段：「年輕肥胖階段」（食癮階段）、「中年肥胖階段」（代謝症候群階段），與「慢性病階段」。

年輕肥胖階段——很會吃，也很會胖

年輕的時候，「食癮風暴」會讓人的食慾變得超好，而且吃的都是高熱量、高糖和高脂肪的食物，即使是吃飽了，只要看見這類食物，根本停不下來，很多人以為只是貪吃而已，其實可能已經有了「食癮」症狀。

當飲食完全失控，身體逐漸肥胖，

如果仔細觀察的話，還會發現這正是現在小孩與年輕人的寫照：現在的小孩與年輕族群最喜歡美式速食，年輕人聚餐最喜歡找「吃到飽」餐廳，無論是火鍋吃到飽、燒肉吃到飽、自助吧吃到飽，都是他們的最愛；大學旁邊夜市賣的重口味小吃，例如：鹽酥雞、炸雞排等，主要消費群都是來自於年輕人！

研究顯示，人類會對高糖、高脂的飲食產生依賴，導致胰島素過高，引發「食癮效應」，讓年輕人對於熱量的需求毫無節制。

肥胖以後，「食癮風暴」會更加肆虐，讓你進入「滾雪球」的惡性循環當中，無法自拔，不僅讓人更會吃、更不想動，吃進來的熱量完全變成脂肪。惡性循環之下，肥胖的人會更肥胖，似乎已成定局，甚至無止盡！

身體儲存脂肪的容納量幾乎沒有極限，這也是為什麼有人動輒就胖到一百五十公斤或兩百公斤，無法自行起床，想要去醫院還要拆掉大門，勞動起重機的幫助，才能送上救護車！「食癮風暴」讓許多人一輩子沒見過自己的體重回頭過。更可怕的是，現在全球已經有超過百分之六十的人口，不是體重過重就是肥胖，而這些體重過重者，很快地都將會擠入肥胖的行列。

在研究過程中，我發現「食癮效應」的影響，從孩童就開始了！現在的小孩都在速食文化下長大，有百分之三十的孩子從小就有肥胖的現象。美國醫學專家曾經解剖因意外事故身亡的孩童，發現他的血管竟出現脂肪紋，證實胰島素的影響早從孩童時期就開始了；「食癮風暴」開始傷害人體的時間點，可能遠遠超乎醫學專家的想像！

「年輕肥胖階段」大約從孩童時期至三十歲左右，除了很會吃並發胖之外，沒有急迫性的健康問題，不僅台灣如此，全世界都一樣，每個人的體重越來越重，肥胖人口直線飆升，「反正大家都一樣，每個人都很『正常』！」從來沒有人會把這件事情放在心上。

隨著飲食環境越來越優渥，飲食熱量無理性地飆升，「年輕肥胖階段」的時程已經縮短了。很多年輕人不到三十歲就開始出現大肚腩，提早進入「中年肥胖階段」，甚至直接跳躍到「慢性病階段」了，不可不慎！

中年肥胖階段——中年發福，不是福

「食癮風暴」的滾雪球效應，隨著影響的時間拉長，對身體的傷害越來越嚴重！一旦邁入中年，腹部不僅會堆滿脂肪，變成大肚腩，許多代謝失調的現象——也就是我們所熟悉的「三高」：高血糖、高血壓、高血脂，也會一併出現。

當腹部超音波一掃，大概會發現將近一半以上的人都有脂肪肝。腹部肥胖再加上三高，就是所謂的「代謝症候群」，衛生福利部因此也經常呼籲「男九〇、女八〇」的口號（男性標準腰圍維持在九十公分以內、女性標準腰圍維持在八十公分以內），就是希望民眾可以預防「代謝症候群」。

如果以《明天過後》的電影情節來形容，「代謝症候群」正是致命風暴即將形成的前夕。到了這個階段，隨時可能引起慢性病的反噬，「代謝症候群」雖然不是一種病，卻很要人命！

目前醫界已公認「代謝症候群」正是慢性病發病的前兆！有代謝症候群的人罹患糖尿病的危險性是一般人的七倍；罹患心肌梗塞與腦中風的危險性是一般人的三倍；「代謝症候群」同時也是癌症（例如乳癌、前列腺癌以及大腸癌等）的高危險群。

根據中央研究院最新的研究數據顯示，台灣四十歲以上有「代謝症候群」的男性高達百分之五十五，女性則為百分之五十，可以見得台灣中年人口有一半以上不是鮪魚肚，就是水桶腰，這些代謝症候群的人們通通都在「等待生病」！

由於有代謝症候群的人口超過中年族群一半以上，每個人都是代謝疾病的候選人，這也可以說明：為何現在糖尿病、腦心血管疾病、癌症，每年都登上國人十大死因的榜單。

也因為代謝疾病的人口眾多，幾乎每家醫院都被慢性病患擠爆，現在新陳代謝科、心臟科、腫瘤科等成為最熱門科別，導致五大科的醫師紛紛轉入整形外科改做醫學美容，不僅輕鬆又好賺；可憐的健保制度也快被眾多慢性病患壓垮，搖搖欲墜，健保已經負擔不起「牛肉麵」，全部改為「陽春麵」。

慢性病階段——引爆糖尿病、腦心血管疾病、癌症

由於「代謝症候群」還不是病，民眾通常不會很在意，認為中年發福很「正常」，大家都會經過這個階段！醫院也幫不了什麼忙，頂多幫你做體重管理，教你改善飲食習慣，要你戒菸、戒酒等等。當然，衛生福利部也會幫忙呼籲「男九〇、女八〇」，只是，這個口號就如同陽萎一樣無力，效果真的很有限。民眾依舊拚命享受美食，抽菸、喝酒，如果「食癮風暴」再加把勁，你就不是「代謝症候群」人口了，很快就會變成「慢性病」人口！

因此，代謝症候群是「健康的最後防線」，一旦越過這道防線，糖尿病、腦心血管疾病，甚至癌症，必然找上你！

癌症、腦心血管疾病、糖尿病等三大慢性病，分別佔據最高死亡率的前幾名，而且通通都屬於「肥胖併發症」！簡單來說：就是胖的人容易得糖尿病、容易中風或心肌梗塞；肥胖女性容易罹患乳癌、肥胖男性容易罹患前列腺癌或大腸癌。

為何肥胖的人就容易出現這樣的健康問題？究其原因很簡單：這些慢性病正是「食癮風暴」一路從年輕肥胖不在意、中年發福導致代謝症候群，不停傷害身體所導致的結果。

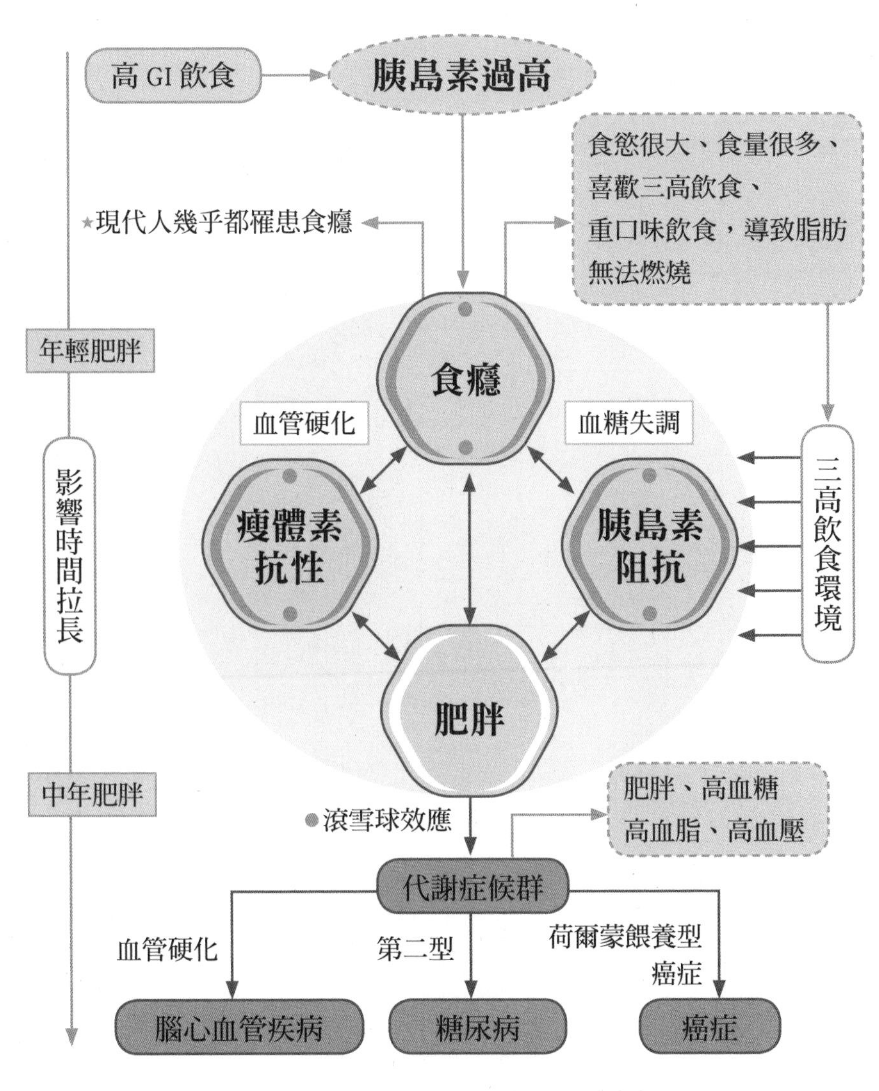

圖 1-2 食癮風暴擴大版示意圖

「代謝症候群」的診斷標準

代謝症候群不是一朝一夕造成的，如果符合衛生福利部公布的「代謝症候群」診斷標準，表示「食癮風暴」已經傷害身體超過三、四十年以上。

根據衛生福利部的定義，只要符合下表所列五項指標中的三項或以上，就符合「代謝症候群」的診斷標準，建議開始執行代謝症候群防治計畫。

1、腰圍	男性≧90公分、女性≧80公分
2、三酸甘油酯	≧150毫克／100毫升（mg/dL）
3、高密度脂蛋白膽固醇（HDL-C）	男性＜40毫克／100毫升（mg/dL） 女性＜50毫克／100毫升（mg/dL）
4、血壓	≧130／85毫米汞柱（mmHg）
5、空腹血糖	≧100毫克／100毫升（mg/dL）
※符合表內三項或三項以上，就符合代謝症候群診斷標準	

※資料來源：衛生福利部慢性疾病防治組

04

死神鐮刀下的糖尿病

一旦發生「胰島素阻抗」，細胞上的門（葡萄糖進入細胞的通道）就會打不開，糖分因而留在血液裡，造成血糖過高形成「糖尿病」。

糖尿病是位居國人十大死因之一，每年近萬人因糖尿病死亡。根據國民健康署統計，全國約有兩百多萬名糖尿病患者，甚至每年都會增加兩萬五千多名新確診的糖尿病患者，糖尿病及其所引發的併發症，影響國人健康不容小覷。

糖尿病主要兩大類型

糖尿病是一種代謝性疾病，患者的血糖長期高於標準值，可分為第一型糖尿病、第二型糖尿病、其他型糖尿病以及妊娠型糖尿病等，先帶大家簡單瞭解主要兩大類型的糖尿病：

◆第一型糖尿病：

由於免疫系統異常或其他原因，使胰島細胞無法分泌足夠的胰島素，導致先天性缺乏胰島素。當胰島素分泌不足時，患者的血糖濃度就會上升，引發第一型糖尿病症狀，需透過注射胰島素來維持身體的糖分代謝，避免酮酸中毒。

第一型糖尿病占全部糖尿病人口的百分之五，也是大多兒童及青少年罹患糖尿病的主因，尤其是十歲以下的兒童，因而又稱為「青少年糖尿病」。

◆第二型糖尿病：

第一型糖尿病是胰臟無法分泌胰島素，第二型糖尿病剛好相反，這類病患並不是缺乏胰島素，而是血中胰島素過高引發「胰島素阻抗」，葡萄糖沒有辦法進入細胞，積聚在血液中，造成血糖濃度過高，形成糖尿病。

第二型糖尿病的始作俑者就是精緻澱粉、甜食、甜飲料等，因此，第二型糖尿病患者早期通常處在身材肥胖、血中胰島素很高的狀態。

隨著病程的發展，血糖失調導致胰臟必須長期大量分泌胰島素，過度工作的結果，加上糖毒性（血中糖蛋白過高）與脂毒性（血中游離脂肪酸過高）對胰臟的傷害，最後可能讓胰臟衰竭，無法再分泌足夠的胰島素，因而許多原本是第二型糖尿病的病患，到了糖尿病末期時，也必須注射胰島素。

現在百分之九十五的糖尿病都屬於第二型糖尿病，都是「吃」出來的結果！

肥胖的人容易得糖尿病

肥胖者患有糖尿病的比例，是正常體重人群的四倍，在第二型糖尿病患者之中，肥胖者的比例也有百分之六十。毫不誇張地說，引起第二型糖尿病的罪魁禍首就是「肥胖」。

我們都知道胰島素是人體內最重要的降血糖激素。人在進食之後，糖分會通過血液循環運送至全身各個角落，但只有依靠胰島素和細胞上的受體結合，血糖才能夠進入細胞，被人體吸收利用，血液中的葡萄糖也維持在一定的範圍內。

因為「食癮風暴」的共伴效應影響，身上脂肪過多會導致肥胖者的瘦體素與胰島素都很高，但血糖沒辦法達到有效利用，所以肥胖者的「胰島素阻抗」會比一般人更為嚴重，血糖更容易失控！因此，目前醫學界已經公認「胰島素阻抗」正是糖尿病的真正病因。

那什麼是「胰島素阻抗」呢？簡單來說，血中過多的胰島素（鑰匙）把細胞上的胰島素受體（鑰匙孔）弄壞了，導致鑰匙過多，鑰匙孔卻不夠的現象，稱之為「胰島素阻抗」。一旦發生「胰島素阻抗」，細胞上的門（葡萄糖進入細胞的通道）就會打不開，糖分因而留在血液裡，造成血糖過高形成「糖尿病」。

當血糖升高之後，繼續迫使胰臟分泌更多的胰島素，新分泌出來的胰島素又讓胰島素阻抗更加嚴重，最後身體進入惡性循環，形成典型的「食癮風暴」，這就可以清楚解釋，為什麼肥胖的人容易罹患第二型糖尿病。

前英業達集團的副董事長溫世仁先生，非常喜歡喝某一個牌子的可樂，因此身材肥胖，在他的「溫氏名言」的個人網站中，有這麼一句名言：「健X可樂是世界上最好喝，又不會讓人發胖的飲料！」不過，事實似乎正好相反，他不僅肥胖，也罹患了嚴重的糖尿病，最後因中風而離世。

糖尿病症狀平常較難發現，需透過健康檢查觀察血糖值的變化，如果早期發現糖尿病的問題，也能透過藥物、飲食控制和運動，與疾病共處，未來才能有好的生活品質。

糖尿病像燒房子？

「為什麼第二型糖尿病患初期比較肥胖，到了末期卻如同風中殘燭，精神、體力都很差？」一名糖尿病病友的家屬問。

這是因為身體無法利用糖分，缺乏能量，就會轉而利用身體的脂肪與肌肉，作為燃料來源。

如果把身體形容成一幢房子，糖尿病就如同在嚴冬時，你沒有錢買柴火，必須把家裡的床、桌子、椅子拿來當作燃料取暖；當這些「燃料」都燒完了，接著就開始拆門窗；當門窗也燒完了，不再有選擇，就會開始拆柱子，最後連橫樑也拿下來燒了！

當門窗、柱子、橫樑都拆下來當作燃料之後，這幢房子還是房子嗎？身體還是身體嗎？

因此，當身體缺乏能量，末期糖尿病患的精神、體力變得很差，看起來就如同風中殘燭，不幸地，這就是糖尿病患的寫照！

胰島素阻抗，一隻小雞變一窩

瑞文博士（Dr.Gerald M.Reaven）是一位享譽全球的糖尿病研究專家，他曾經對於「代謝症候群」與糖尿病醫學研究做出崇高的貢獻。瑞文博士在「代謝症候群」的發表文獻中指出：「胰島素阻抗會導致胰臟代償性的增加胰島素分泌，血中胰島素過高會引發一些失調現象，包括：肥胖、高血糖、高血脂以及高血壓，這些失調現象會大幅增加糖尿病與腦心血管疾病的危險性。」

瑞文博士在一九九九年發表的一篇文章〈Insulin resistance: a chickenthat has come to roost〉（胰島素阻抗：一隻小雞已經變成一窩了！）之中，以這樣的說法來形容「胰島素阻抗」，完全符合我形容「食癮風暴」的共伴效應：原本只是胰島素過高，接著引發「胰島素阻抗」，導致血中胰島素更高；不僅食慾越好，肥胖問題更為嚴重，接著血糖、血脂、血壓都出現了問題，這些又會讓「胰島素阻抗」更加嚴重，不但導入惡性循環，最後所有的危險因子統統都會加入戰局，終於引爆糖尿病與腦心血管疾病。

05

胖到血管油滋滋，小心猝死！

肥胖會使心血管保護機制完全被破壞，因此肥胖者較容易罹患高血壓、心肌梗塞或腦中風。

看著手中沒有中獎的彩券，只好摸摸鼻子繼續回到辦公椅上努力辦公，低頭看見身上一圈圈的「三層肉」，無奈感嘆年薪百萬還沒達成，腰圍卻提前達標。曾經有一項研究顯示，成人的肥胖時間累積得越長，將會提高中年以後得到心肌梗塞或中風的風險。

粥狀動脈硬化，沉默的心臟病

前文提到，肥胖者體內的瘦體素很高，瘦體素抗性就會越嚴重；瘦體素過高會減少體內唯一可以保護心血管的脂聯素的分泌，同時增加會導致血管硬化的阻抗素（Resistin）分泌量，大幅影響兩者比例平衡。

因此，肥胖會使心血管保護機制完

全被破壞，所以肥胖者較容易罹患高血壓、心肌梗塞或腦中風。

「心肌梗塞」與「腦中風」合併稱之為「腦心血管疾病」，這短短六個字的代價是——每年奪走兩千萬人的生命！讓全球人類極度恐慌的 COVID-19 至今共造成約五百萬人死亡，大家都懼怕感染 COVID-19，反而對腦心血管疾病很無感，都認為：「反正中風、心肌梗塞的一定不會是我！」

腦中風跟心肌梗塞都是我們經常聽到的可怕疾病，輕者造成行動不便，重者變成植物人或直接猝死，而造成這種嚴重病症的主使者，就是粥狀動脈硬化！

長期的肥胖會導致脂肪斑塊堆積在動脈血管壁上，使其硬化，因此動脈硬化又稱為「沉默的心臟疾病」，因為它不會表現出任何症狀。

動脈硬化開始於血管上皮的發炎反應，肥胖會增加許多前列腺發炎因子的表現，肥胖者的身體基本上是長期處於慢性發炎的狀態，瘦體素、抗瘦素結構也都類似發炎因子，也會引發發炎反應。

血管上皮的損傷，會吸引低密度膽固醇前來填補，吞噬細胞則會吞噬膽固醇，形成泡沫細胞，而泡沫細胞會鑽入血管內皮破裂死亡，這樣的結果將會導致血管上皮附上一層層如粥狀的痂痕組織，當這些粥狀痂痕組織持續成長，就會堵塞住血管，造成血管內徑越來越狹窄，因而限制了血流，稱之為「粥狀動脈硬化」。

除此之外，另一個導致血管越來越窄的原因就是：胰島素具有讓組織增生的作用，當血中胰島素長期過高，也會使血管內皮不斷增生，血管內皮越來厚，內徑越窄。

肥胖會產生許多發炎因子，這些發炎因子很容易與血小板作用，另外血小板也有瘦體素和阻抗素的受體，可以跟瘦體素與抗瘦素結合，形成大小不一的小血塊，稱為「血栓」。一旦血管內徑過窄，這些血栓就很容易堵塞血管；如果堵塞在供應心臟養分與氧氣的冠狀動脈，就會引發「心肌梗塞」；若是堵在頸動脈或腦血管內，就會引發「腦中風」（阻塞性中風）。

硬化的血管壁通常非常脆弱，當血壓不斷升高，可能把血管壁整個衝破，導致血管破裂，通常發生在較小的腦血管，稱為「出血性中風」！

你知道嗎？現在走在馬路上時，經常會聽到救護車不斷地鳴著刺耳的警笛呼嘯而過，車內載的大多都是腦中風或心肌梗塞的緊急病患，能不能救活就看上天保佑了！

血管變油管，堵塞全因膽固醇？

現今人們的日常及工作生活節奏快速，毫不注意平時的日常飲食，血管正在慢慢被堵死都渾然不知，直到心血管疾病找上門了，才求神拜佛希望能有轉機，殊不知已經來不及了……。

我們的血管就像是水管，用的時間長了，管壁內就會出現水垢，逐漸導致管道受阻而無法讓水順利流過，而血液中的「水垢」就是指膽固醇、三酸甘油酯等，在血管壁上越積越多，導致管壁彈力下降，血液流度受阻，最終因缺血引起腦心血管疾病。

許多民眾普遍都認為，膽固醇是導致血管硬化的原因，所以必須吃紅麴或高纖食品來降低膽固醇，以避免血管硬化。實際上，「血中胰島素過高」才是導致血管硬化的真正元凶，膽固醇過高只不過是胰島素引發血管硬化的眾多效應裡的一小項。

其實，胰島素過高或肥胖會導致血管壁發炎程度加劇，造成血管表皮的損傷，膽固醇就如同「水泥」一般，會把發炎損傷的部位填補起來，膽固醇填補的結果，就是導致血管壁越來越厚，管徑越來越窄，血壓越來越高。

「好」的膽固醇（高密度脂蛋白膽固醇）是負責把膽固醇送回肝臟分解，「壞」的膽固醇（低密度脂蛋白膽固醇）則是負責把膽固醇送往血管，血中「壞」的膽固醇（LDL-C）含量，可以反映血管發炎的程度。因此，當血管的損傷越厲害，身體會代償性生產更多的膽固醇，準備來修補損傷部位，導致血液裡的膽固醇越來越高，同時，「壞」膽固醇的比例也越來越高，加上肥胖的人喜歡攝取高脂食物，導致血中三酸甘油酯過高，如此一來，他們即將面臨「血管變油管」的結局。

動脈又老又塞，疾病離你不遠

當血管因為粥狀動脈硬化變得越來越窄時，血流無法順利通過，就會增加血管壁的承受壓力，也就形成所謂的「高血壓」。

高血壓會造成血管壁更嚴重的二度傷害，血壓過大會形成「剪刀式」效應，如同颱風來時，強大的洪水拚命沖刷，掏空堤防的土石，導致房子整個倒塌，這種效應也會反映在血管壁上：血管壁不斷沖刷損傷、膽固醇不斷填補的惡性循環，加速血管硬化，造成管徑更加狹窄，血壓更高，沖刷效應更嚴重！

有位威廉·奧斯勒（William Osler）醫生曾經說過：「一個男人就像他的動脈一樣老！」意思就是：健康與否，端看你的動脈「年不年輕」，如果動脈又老又塞，疾病也離你不遠了！這句話也適用於女性身上。

動脈就像是人體的「生命線」，專責氧氣、養分、荷爾蒙、白血球、酵素等，所有與細胞、組織正常運轉所需材料的運送，如果動脈嚴重阻塞，你的大腦或心臟就會立即報銷！現代人的動脈都嚴重堵塞，也容易破裂。美國曾經解剖越戰死亡士兵的屍體發現，二十歲不到的年輕人，血管已經被厚厚的膽固醇堵塞！

台灣一位非常知名的民歌手馬兆駿，經常頂著一顆圓圓的大肚腩，唱著《木棉道》、《我要的不多》、《重提往事》等膾炙人口的歌曲，卻於二〇〇七年因心肌梗塞猝逝，沒有任何徵兆，讓許多歌迷朋友感到相當意外。

馬兆駿生前尚未意識到自己有心血管疾病的風險，因此忽略檢查的重要性，如此毫無預警地離開，加上其父也是不知原因驟逝，敲醒了哥哥馬兆驊的警鈴，前往醫院檢查後，才發現血管早已堵塞了將近百分之七十，及時裝設支架，並按時服藥及定期回診檢查，才可以避免突如其來的憾事發生。

06

肥胖，讓癌症來敲門

肥胖者的血中胰島素都很高，胰島素過高有一項非常要命的影響——胰島素會引發組織的「增生效應」。組織增生很容易進一步癌化，形成癌症。

小時候，還是長得胖胖的，長輩都會捏著你的臉說：「哎呀，胖胖的好有福氣啊！」但長大之後，若身材還是超過衛福部的標準值，那就要特別注意了！最新醫學已經證實，肥胖不只是會造成糖尿病、心血管疾病等慢性疾病，也是現代人罹癌風險因子之一，癌症跟肥胖脫不了關係！

胰島素過高，引發組織增生

知名港星「肥肥」沈殿霞女士因罹患乳癌過世，她就是因為肥胖而罹患癌症的最有名例子。沈女士的肥胖身材是她的最大特色，友人曾經說過，她每天的食量很大，看到什麼都想吃，代表體內產生瘦體素抗性，無法讓身體設下停止鍵，導致「食癮風暴」不斷地傷害身體。

肥胖者的血中胰島素都很高，胰島素過高有一項非常要命的影響——胰島素會引發組織的「增生效應」。組織增生很容易進一步癌化，形成癌症，這種「增生效應」會隨著血中胰島素越高而越嚴重；同時，脂肪細胞也會分泌雌激素（女性荷爾蒙），當脂肪越多，雌激素的分泌量就會越高。

這些荷爾蒙都會刺激組織的增生、癌化，在在說明，為何肥胖的人很容易引發跟荷爾蒙失調有關的癌症，這類型的癌症稱之為「荷爾蒙餵養型癌症」，包括乳癌、子宮內膜癌、前列腺癌，以及大腸癌；加上肥胖的人免疫系統較弱，減弱的免疫系統可能無法有效殺死癌細胞，讓癌症更容易找上門。

大腸癌超越肝癌，躍居癌症榜首

根據台大醫院最新統計顯示，大腸癌人數已經超過肝癌人數，而且連續四年高居癌症排行榜，只是大家可能很納悶：「為何大腸癌會突然超越肝癌，躍居成為癌症榜首？」

現代人的平均胰島素越來越高，應該是最重大的元凶！胰島素過高會引發「食癮效應」，而「食癮效應」最傾向喜歡高糖、高脂、高熱量的「三高」飲食者，長期食用這類食物會吃下大量毒素，也會讓身體產生大量自由基，增加身體的氧化壓力，加上胰島素過高者的飲食口味很重，於是餐飲業就拚命添加一大堆食品化工原料（例如：順烯丁二酸

癌症	倍數	癌症	倍數
子宮體	7.1 倍	食道腺癌	4.8 倍
腎細胞癌	1.8 倍	肝癌	1.8 倍
賁門癌	1.8 倍	腦膜瘤	1.5 倍
多發性骨髓瘤	1.5 倍	胰臟癌	1.5 倍
大腸癌	1.3 倍	膽囊	1.3 倍
停經後乳癌	1.1 倍	卵巢癌	1.1 倍
甲狀腺癌	1.1 倍		

※ 病態型肥胖指的是 BMI 值大於等於四十

（正常 BMI 值為十八至二十四）

※ 資料來源：衛生福利部國民健康署

圖 1-3

病態型肥胖者相對於正常 BMI 者的罹癌危險性倍數

等），這些都是誘發大腸癌的原因。

胰島素過高者的飲食通常缺乏膳食纖維（包括穀物纖維、蔬果纖維），而膳食纖維正是腸道有益菌最重要的食物來源，長期缺乏足夠的膳食纖維會造成腸道有益菌不足，導致害菌大量滋生，這些害菌所產生的毒素也是造成大腸癌發生的重要原因。

另一個原因就是，過高的胰島素也會促使腸道細胞不正常增生，當細胞不正常增生就很容易導致突變，在病理學上，就是所謂的「細胞突變」，導致癌症。

最新的癌症研究指出：在未來的二十年，癌症發生率將會成長百分之七十五，這意謂著「食癮風暴」將加速持續肆虐整個人類社會，而我們卻只能坐以待斃！

當我聽到這項數字的發表時，正如同當時聽到台大醫院發表大腸癌已經超越肝癌，躍居癌症榜首的反應一樣，我們都聽到了統計數字，但解決辦法呢？

大家都走這條路！現代人的宿命？

如果仔細觀察周遭的親戚朋友會發現：大家都走在同一條路上！

年輕時期食量很大、最喜歡油炸、超甜、爆漿，大塊肉類、很鹹、口味重的食物，等到腰間一圈肥肉才發現自己已經發胖，卻還是停止不了，到了中年男性出現了鮪魚肚，女性則變成水桶腰，抽血檢查報告紅字一大堆。

因為血糖高、血脂高、血壓高，自動就成為慢性病號，生活中出現了一大堆藥品，然而這些藥物也治不好我們的病……，有的人因為抽菸、喝酒，爆發心肌梗塞猝逝；有的人則因為腦中風成了植物人。

吃了一輩子的藥，有的人開始要洗腎了，有的開始掛肝膽科；更不幸的，有人罹患癌症，接受化療、放療的副作用，讓他痛不欲生，最後還是走了……，絕大部分的人一生走的就是這條路，大家都一樣，「食癮風暴」注定了現代人的宿命！

想要改變宿命，就要從現在開始改變生活習慣，調整飲食，不讓「食癮風暴」繼續纏身！

Part 2

井噴式成長，富貴病成平民病

代謝已然失調，血中胰島素過高，現在的人類社會根本就是典型的「食癮社會」，每個人都有「食癮風暴」正在吹襲，肥胖人口與糖尿病人口呈現「井噴式成長」，原本罹患人數稀少的「富貴病」，變成人人可得的「平民病」！

01

糖尿病流行病學

糖尿病還有另一個稱號叫做「無聲的殺手」，許多人根本不知道自己罹患糖尿病，糖尿病的併發症會大幅降低病患的生活品質，也會大幅增加健保費用的支出！

「糖尿病」（Diabetes）以前在中國社會被稱為「富貴病」，也就是說如果你不是大富人家或員外級人士，想得糖尿病還不夠格！相對地，也反映出以前糖尿病並非很普遍的疾病。

追上美國，並列最多肥胖人口的國家

根據世界衛生組織的統計，現在糖尿病患的人數從一九八〇年的一．〇八億人，到了二〇一四年已竄升至四．二二億人，大約三十年的時間，整整成長了四倍！

今年（二〇二一）四月份，中國研究團隊發表在國際醫學期刊ＢＭＪ的中國最新糖尿病流行病學調查文章指出，中國成年人罹患糖尿病的比例高達百分之十二．八，糖尿病患總數高達一億三千萬人（其中男性為七千零四十萬人，女性為五千九百四十萬人），平均每五秒就增加一位糖尿病患。

另外，糖尿病前期患病率為百分之三十五．二，也就是說中國有將近四億的成年人都代謝失調，瀕臨糖尿病邊緣！中國媒體使用了「井噴式成長」來形容糖尿病人口大爆發的現況。

如果同時觀察中國人民的肥胖情況，幾乎與糖尿病一樣「井噴式成長」。根據中國官方發表的數據，中國體重過重人口超過一半，其中百分之十六為肥胖人口（肥胖男性高達四千三百二十萬人，肥胖女性高達四千六百四十萬人），體重過重人口超過兩億人，身體質量指數（ＢＭＩ）超過三十的肥胖者人數超過美國，中國已經與美國並列擁有最多肥胖人口的國家！幾乎可以說，肥胖與糖尿病齊頭並進！（不過我認為中國實際的肥胖人口數，應該遠遠超出以上的數據）

一輩子都得吃藥物，費用是一般人四倍

回過頭來，台灣總人口數是兩千三百萬人，糖尿病患人數卻高達一百萬七十人，其中一半甚至不知道自己已經罹患糖尿病，而接受治療並且控制良好的病患，不到百分之十！

糖尿病患必須一輩子與藥物為伍，台灣糖尿病患的醫療費用為一般人的四．三倍，糖

尿病的醫療費用占健保的九分之一（百分之十一．五），其中有四分之一用於糖尿病併發症的治療。

以洗腎為例，有三分之一的洗腎病患來自於糖尿病併發症，每年洗腎費用超過三百億，台灣洗腎率居全世界之冠。另外，台灣有超過三萬人的白內障是由於糖尿病所造成的視網膜病變！

參考以上中國與台灣糖尿病與肥胖的流行病學數據，完全印證我所提出的理論：每個人代謝都已然失調，血中胰島素過高，現在的人類社會根本就是典型的「食癮社會」，每個人身上都有一個「食癮風暴」在吹襲，肥胖人口與糖尿病人口才會呈現「井噴式成長」，原本罹患人數稀少的「富貴病」，變成人人可得的「平民病」！

糖尿病，血管的殺手

糖尿病還有另一個稱號——無聲的殺手，許多人根本不知道自己罹患糖尿病，糖尿病主要的傷害在大血管及小血管，最常見的併發症包括：腦心血管疾病、白內障、腎臟病、足部病變、截肢等，糖尿病的併發症會大幅降低病患的生活品質，也會大幅增加健保費用的支出！

糖尿病是血管系統的殺手，最主要也是最可怕的傷害就是在小血管，四肢末梢、眼球、腎臟布滿了小血管，當小血管受到傷害後會嚴重影響血液的正常供應，氧氣、養分、免疫資源都無法送到這些部位。因此，若是糖尿病病情控制不佳，將會造成腳可能因感染需要截肢、眼睛可能因白內障而瞎掉、腎臟可能因衰竭需要洗腎等併發症。

當血糖越來越高，身體如同泡在「糖水」裡一樣；血糖太高，醣蛋白就會跟著增加，醣蛋白會引發「麵包皮」效應，加快細胞被自由基氧化的速度，將大幅傷害細胞的正常功能，這類傷害尤其會發生在小血管裡。因此，末梢血液循環功能、免疫功能、性功能等也都會大幅衰退！罹患糖尿病以後，許多老化疾病相繼而至，包括白內障、嚴重感染（免疫力衰退）、截肢、洗腎等。

前文提過，「胰島素阻抗」不僅會引發第二型糖尿病，由於共伴效應的結果，腦心血管疾病的傷害也會接踵而至，許多糖尿病患都因為冠狀動脈阻塞必須裝設支架。

糖尿病不僅影響患者的健康及生活品質，甚至還會危及生命安全，身為糖尿病病友應該特別注重血糖的控制；而一般民眾除了減少糖分的攝取之外，也必須留意是否有家族病史，並戒除不良的生活習慣、三高飲食，如此一來才能遠離「食癮風暴」以及糖尿病併發症的侵擾。

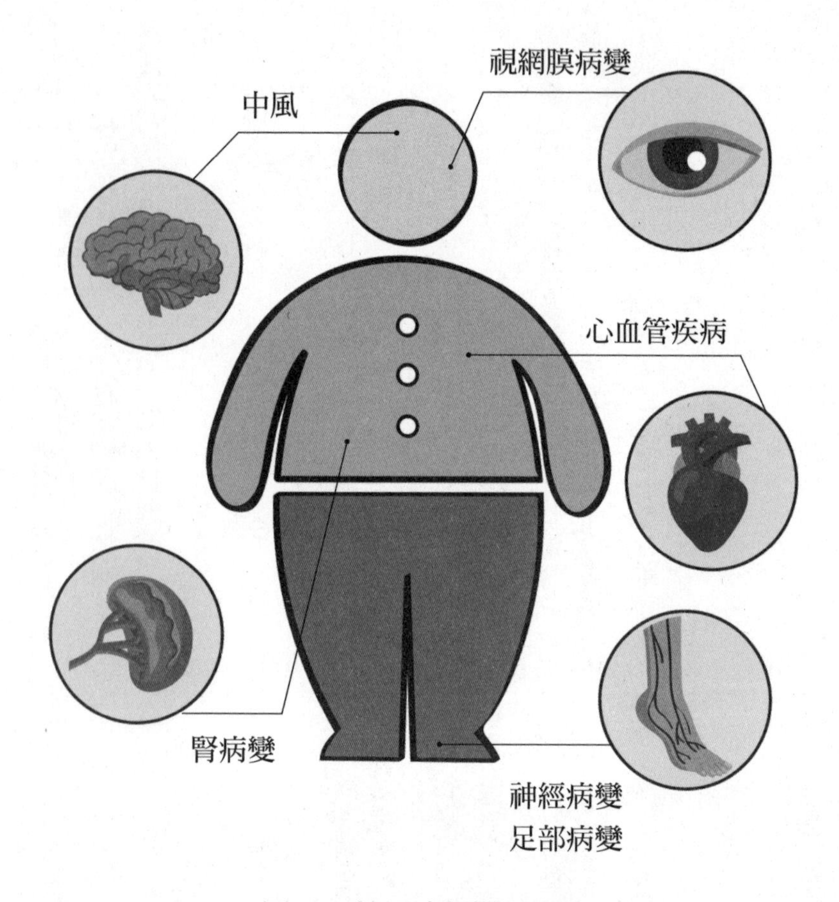

圖 2-1 糖尿病相關併發症

麵包皮效應小檔案

相信大家都看過吐司麵包外面有一層焦黃色的麵包皮，為什麼麵包皮會是黃色呢？原因就在於麵粉內含有糖分，經過烘烤後，就會變成焦黃色的麵包皮。

人的細胞也是如此，如果血液中的糖分過高，這些糖分會與蛋白質結合成「糖化蛋白」，例如：糖尿病患經常要檢查的糖化血色素（HbA1c）就是糖化蛋白的其中一種。

糖化蛋白會包覆在細胞膜上面，一旦被糖化蛋白包覆，細胞膜容易被自由基氧化破壞，就如同焦黃色的麵包皮一樣，所以稱之為「麵包皮效應」，而「麵包皮效應」正是導致老化加速的元凶！

02

把糖分隔絕在門外！——糖尿病的醫療現況

「根本不要讓過多的糖分進入血液！」在糖分要被腸道吸收前，就要設法阻斷吸收，這樣就不會有過多的糖分進入血液裡，飯後血糖當然就不容易升高了。

「尿液附近有螞蟻，就是糖尿病嗎？」以前，有些長輩發現上廁所之後，會有螞蟻出現，以為自己罹患了糖尿病。雖然糖尿病的名稱裡有「尿」，但現在已經不是用尿中有沒有糖分來診斷糖尿病了！

根據衛福部國民健康署的資料，現在新的糖尿病有四項診斷標準，如下：

◆**糖化血色素（HbA1c，A1C）**：正常人的糖化血色素應介於百分之四．三至百分之五．六之間，若超過百分之六．五即可直接判定為糖尿病。

◆**八小時未進食的空腹血漿葡萄糖**：正常人的空腹血糖值在一百 mg/dL 以下，當血糖值超過一百二十六 mg/dL 時，即為糖尿病。

◆**口服葡萄糖耐受試驗：**在空腹狀態喝下七十五克的葡萄糖溶液，並在兩小時後檢測血糖值，瞭解身體對糖分的代謝能力。正常的餐後兩小時血糖值在一百四十 mg/dL 以下，超過二百 mg/dL，即為糖尿病。

◆**典型的高血糖症狀：**多吃、多喝、多尿與體重減輕，且隨機血漿血糖大於或等於二百 mg/dL，即為糖尿病。

以上的診斷標準，只要是正常情況下（非孕期）符合一項，便有高機率是糖尿病，需要再做進一步檢查確認。

有關糖尿病篩檢，若有前期糖尿病的風險因子者，每年應接受一次血糖檢查，至於如何預防，則必須加強生活型態的改善，包括減重百分之五至十，以及每週至少要從事一百五十分鐘以上的中等運動，才可以減少成為第二型糖尿病的機率。

空腹血糖	100mg/dL	100~125mg/dL	≧ 126mg/dL
口服 75 克葡萄糖後 2 小時血糖	< 140mg/dL	140~199mg/dL	≧ 200mg/dL
糖化血色素	< 5.7%	5.7~6.4%	≧ 6.5%

※ 資料來源：臺東基督教醫院家庭醫學科

圖 2-2 糖尿病的診斷評估

飲食、運動、藥物，三方並行控制血糖

根據目前的醫療科技，糖尿病是無法被根治的，只能藉由飲食、運動、藥物三方面來控制，避免產生更嚴重的併發症，使得小命不保！

飲食方面，主要就是以控糖為主，少吃或不吃精緻澱粉，飲食以高纖、少油、少糖、少鹽為原則，營養攝取比例建議是：醣類百分之五十、蛋白質百分之二十、油脂則為百分之三十。最重要的是總熱量要固定。

運動方面，伴隨飲食控制的輔助療法，運動可以增加身體對胰島素的敏感度，促進脂肪代謝來達到降低血糖的效果。研究顯示，只要每週至少做三次（總共一百五十分鐘）的中等強度的運動，例如散步、快走、慢跑、有氧舞蹈、游泳、騎腳踏車等，可以降低百分之三十七的飯後血糖值。

不過需要注意的是，糖尿病患者要在飯後一到二小時之後運動，不僅可以避免發生低血糖的風險，也可以降低餐後血糖高峰期。

再來是藥物方面，有降血糖藥物以及胰島素注射，後者是針對第一型糖尿病患者，因為先天性緣故，無法單以飲食和運動來調節胰島素；前者醫師會先提供小劑量服用，藉以達到控制血糖的目的，其餘時間應與飲食控制以及運動並行。

糖尿病是複雜的慢性疾病，糖友們應定期接受治療與追蹤，並學習執行良好的生活型態，管理自己的血糖，是延緩並避免併發症產生的不二法門。

糖尿病治療的兩大缺失

花費多年，長期投入代謝領域的研究中，我認為現在糖尿病治療尚存著兩大缺失：

◆過多飲食糖分進入血液

相信軍事專家都同意「決勝千里之外」是最好的戰略！也就是說，要避免在自己國土裡打仗，最好在千里之外就把敵人幹掉，或是在別的國家打仗，避免自己的人民生靈塗炭。

我認為糖尿病治療也應該採取同樣的策略，不要讓一大堆糖分進入血液之後，才開始想辦法降低血糖，最好的辦法應該是：「根本不要讓過多的糖分進入血液！」在糖分要被腸道吸收前，就要設法阻斷吸收，這樣就不會有過多的糖分進入血液裡，飯後血糖當然就不容易升高了，胰島素代謝也就不會失調！

可惜的是，現在糖尿病治療所使用的藥物，阻斷糖分吸收的效果並不理想（如：阻糖藥），很難達到「決戰千里之外」的目標，這或許是第二型糖尿病無法被治癒的主要原因，只能接受長期的治療，與藥物過一輩子的生活。

由於無法有效阻斷飲食糖分，導致飯後血糖依然飆升，胰臟依然要大量分泌胰島素來因應，血中胰島素依然很高，胰島素阻抗當然就很難改善。相對地，「胰島素矯正技術」的「雙道糖切技術」在阻斷糖分吸收上的表現很令人刮目相看，由於阻斷糖分吸收的效果特別好，我便把它應用在糖尿病的輔助食療，效果非常顯著，它等於充分彌補了現在糖尿病治療最大的盲點。（參考 Patr 8〈代謝矯正技術，逆轉食癮風暴〉）

◆沒有檢查胰島素

第二型糖尿病主要是胰島素失調所引起，但現在糖尿病治療卻很少檢查胰島素，甚至打胰島素也沒有運用胰島素檢查來監控。

我曾經接觸許多早期糖尿病患，他們的血中胰島素已經很高了，但醫師仍舊要求他們施打胰島素，現在的醫學研究已證實，糖尿病就是因為血中胰島素過高所引起，這樣的療法豈非是「飲鴆止渴」？

現在糖尿病被普遍認為是「終生慢性代謝失調疾病」，所以，糖尿病要治療一輩子，也沒有人有異議！真的是這樣嗎？糖尿病沒有完整控制的希望嗎？

我認為只要運用「代謝矯正技術」來逆轉「食癮風暴」，第二型糖尿病是有可能被完整控制的！

Part 3

高胰島素社會，每個人的代謝都失調！

現在每個人的飲食習慣幾乎都跟我肥胖時期的飲食習慣相同，一樣拚命地狂吃狂喝、偏好三高飲食，年輕人聚餐都選吃到飽餐廳，如果我當時是典型的「食癮」現象，那豈不是代表「現代人幾乎都罹患食癮」？

01

食癮的證據，竟如此強而有力？

前後對比兩個時期的食慾、食量，以及飲食的喜好，我終於確定自己肥胖時期的代謝完全失調，胰島素太高導致「食癮效應」非常嚴重，這也正是引發肥胖的主因。

我在研究胰島素的過程中，曾經把自己減肥前與減肥後的飲食喜好做了一個比較：在肥胖時期，當時的體重高達八十六公斤，胰島素高達十六．八，當時我的標準飲食是這樣的……。

親身經歷，飲食習慣大轉變？

在早餐店購買火腿蛋三明治或培根蛋三明治，午餐不是排骨飯就是雞腿飯，晚餐則最喜歡上餐廳飽餐一頓，當然，吃到飽餐廳經常是首選！在吃到飽餐廳裡，可以從冷盤、沙拉、熱食到甜點一路狂吃，還不忘記留點肚子享受兩球高級冰淇淋，以前覺得到吃到飽餐廳沒有吃到撐，根本就是浪費錢！講求的是那種吃撐的飄飄欲仙之感。

當時，我最喜歡的飲食就是油炸食物、大塊肉類、超甜飲食、甜飲料，還有重口味，炒菜經常是蔥、薑、蒜、辣椒、沙茶醬通通加進來，每天腦子裡都念著哪裡有好吃的東西？

後來我把體重減到剩下六十八公斤，足足減掉十八公斤，腰圍瘦了一大圈，皮帶還往內多打了好幾個洞，胰島素也降到五·〇左右。最讓我感到驚訝的是，我的飲食喜好完全一百八十度大轉變，以前非常容易感到飢餓，零食隨身攜帶，現在雖然還是要吃三餐，但每一餐只要一點點就飽了，現在跟朋友去自助吃到飽餐廳，只能去當個分母而已了。

不僅擁有耐餓體質，甚至開始厭惡油炸食物、大塊肉類與甜食。以前家裡餐桌上的大鍋滷肉不見了，冰箱裡也不再是滿滿的冰淇淋、甜點等，整個飲食總熱量大幅降低。我記得當時外食還成了很困擾的事情，經常找不到想吃的東西，不是熱量太高就是口味太重，午餐經常就是一碗餛飩麵就打發了，還常常吃不完。

強而有力證明，現代人的食癮現象

前後對比了兩個時期的食慾、食量，以及飲食的喜好，終於確定自己肥胖時期的代謝完全失調，胰島素太高導致「食癮效應」非常嚴重，這也是引發肥胖的主因。

找到了主要原因之後，接著進一步思考：現在每個人的飲食習慣幾乎都跟我肥胖時期的飲食習慣相同，一樣拚命地狂吃狂喝、偏好三高飲食，年輕人聚餐都選吃到飽餐廳，如果我當時是典型的「食癮」現象，那豈不是代表「現代人幾乎都罹患食癮」？

這是一項非常大膽的假設，因為如果這項假設正確的話，那等於是宣告：現代人的代謝都失調了，每個人的胰島素都太高了！天哪！這是多麼嚴重的指控，恐怕連新陳代謝科的專家都不敢做這樣的宣告，但是，擺在眼前的事實，不得不讓我做如此的聯想。

接下來，我將會提出幾項證據，來表示我所說的「現代人都有食癮現象」：

◆證據一：美國醫學的強力證明

羅德維格博士（Dr. Ludwig）在美國醫學雜誌《JAMA》所發表的標題為〈升糖指數〉（The Glycemic Index）一文，為這項發現提出強而有力的證明。文章中特別提到一句重要結論：「攝取高糖指數飲食後產生的低血糖情況是如此普遍，以致被視為是『正常的』。」完全吻合我發現的事實，證實我的觀察是正確的！

我特別把這篇論文相關章節翻譯成中文，以饗讀者。（請參閱頁九十二）

由於身體經常處在低血糖階段，所以整天都會有飢餓感，無時無刻不想著「吃」，稱為「慢性飢餓效應」。每天除了三餐，還要吃下午茶、宵夜、一大堆零食、五百毫升的奶茶也從不離手；低血糖效應會讓你喜好甜食，這也是「糖癮」最大的原因！

◆證據二：胰島素檢驗數據的強力證明

除了尋找支持性文章，我同時也不斷審視數年來累積的胰島素檢查數據，在研究過程中，我曾經為許多民眾進行胰島素檢查（我大概可以說是台灣執行最多胰島素檢查的研究者了）。

當我審視這些檢查結果，發現大部分民眾的空腹胰島素數值都相當高，一般民眾幾乎都十以上，鮮少例外，年輕肥胖族群更高，常常高達二十以上，中年肥胖族（代謝症候群）更是經常高達三十以上。現在空腹胰島素的正常值為三至二十五 mU/L，也就是說，如果你的空腹胰島素高達二十五 mU/L，以現代醫學來說，仍然認為你是「正常的」！

不過，先別高興得太早。或許你應該先瞭解胰島素的正常值，到底是怎麼算出來的，再來看看是否真的「正常」？

胰島素正常值的計算是取樣一千個「正常人」，不論胖瘦，只要是沒有疾病者，把這一千人的胰島素檢驗結果，取百分之九十五取樣者的分布，所得出的數據，但是別忘了，這些被取樣的一千個人之中，有人不吃白米飯、白麵粉等精緻澱粉所做的食物嗎？幾乎都吃！所以，現在的胰島素正常值是由一千位罹患「食癮」的族群所統計出來，因此，大部分的人接受胰島素檢查，才會都是「正常」值！

◆證據三：飲食習慣的強力證明

每次演講前，我都會先請大家舉手，問聽眾：「有吃白米飯請放下！有吃白麵粉做的麵包、麵食、饅頭的請放下！有喝五百毫升的奶茶請放下！有吃蛋糕的請放下……。」通常問到第二題，全部人的手都已經放下了。

現在幾乎每個人都吃精緻澱粉、精緻糖等高GI飲食，每個人的代謝都失調，鮮少有例外！

人瑞健檢報告全藍，怎麼做到的？

如果把時光推回到五十年前，阿公阿嬤那時候的農業社會時期，當時的農夫天尚未亮就必須下田工作，鋤禾日當午，一直到太陽下山為止，每天的勞動量這麼大，也只是固定吃三餐而已，哪來的下午茶？宵夜？

顯然，那時期的人耐得住飢餓，不會時時刻刻就想吃東西，而原因就出在於：以前的人都只吃粗食，當時的主食尚未被精緻化，例如：地瓜、糙米飯、全麥食物等，這些澱粉所含的纖維足夠。

因此，人體腸道吸收很慢，升糖指數很低，不會導致飯後血糖狂飆，胰島素當然也就不會大量分泌；加上當時人們的飲食總熱量也低（通常只有拜拜或隔壁村娶媳婦才有機會大吃一頓），每天活動量又夠，可以推估：當時的人們代謝都很正常，不會有食癮，也鮮少出現肥胖體質現象，當然也不容易肥胖。

然而，現代人因為多攝取高GI飲食，一天中血糖的變化如同雲霄飛車般高高低低，對比以前農業社會人口的血糖變化，那時候的人每天的血糖值比較平穩，不會忽高忽低，所以不會出現「慢性飢餓效應」，因此以前的人很能耐餓，每天只吃三餐就很足夠了。

研究期間，我曾特別商請數位健康人瑞讓我檢查他們的胰島素，這群健康人瑞受檢者年齡最高的有超過八十五歲，最年輕的也有七十五歲，他們的外表清一色都是瘦瘦高高的，飲食也都很清淡，每餐幾乎都只吃七分飽，更讓我驚訝的是，他們的健康狀況很好，全套的健康檢查報告通通是藍色字（代表正常），沒有紅字。在我的詢問下，發現他們幾乎很少使用健保卡，胰島素全部都在「五．〇」以下。

把一般民眾的胰島素值與健康人瑞比較，加上羅德維格博士的結論，我幾乎可以確定，現在幾乎每個人的胰島素都太高，每個人代謝都失調，我們的社會已經成為如假包換的「高胰島素社會」！

至此，所有疑問都有了合理的解答，我也為自己的發現下了一個評語：我是看著自己的食慾與胰島素掉下來，發現了「高胰島素」現象，就如同牛頓看著蘋果從樹上掉下來，發現了地心引力。

美國醫學雜誌〈升糖指數〉論文翻譯

The Glycemic Index: The physiology of obesity、diabetes and cardiovascular Disease

（升糖指數：肥胖、糖尿病及腦心血管疾病的生理機轉）

原文翻譯段落：

Acute Metabolic Events Following Consumption of A High-Glycemic Index Meal

（攝取高糖指數飲食後的急性代謝效應）

人體必需性地需要葡萄糖的補充，人腦每天大約需要兩百克的葡萄糖，如果血糖低於四十毫克／一百毫升，昏迷、頭昏甚至死亡都可能發生；血糖如果超過一百八十毫克／一百毫升，則會立即併發糖尿、卡路里流失，或長期造成腎衰竭、視網膜疾病、粥狀動脈硬化的結果，因此，身體會運用平衡調控系統嚴格控管血糖。

當血中糖分一高就會刺激胰島素的分泌，促使肌肉與脂肪組織來使用葡萄糖，相對地，血糖過低時則會促進釋糖素、腎上腺素、可體松、生長激素等荷爾蒙的分泌，這些拮抗性荷爾蒙會對抗胰島素的作用，讓血糖恢復正常。

攝取高糖指數飲食後導致身體快速吸收糖分，這會嚴重挑戰身體調控血糖的平衡機轉，導致飯後至後吸收階段糖分轉移效應的混亂。攝取高糖指數飲食後的前兩小時（飯後早期階段）血糖可能比攝取含有相同營養與熱量的低糖指數飲食高出至少兩倍，這樣的高血糖情況會促使胰臟的 β 細胞大量分泌胰島素，並且抑制 α 細胞分泌釋糖素，當胰島素／釋糖素的比例持續放大，會大大刺激肝醣與脂肪的合成。

攝取高糖指數飲食後的二至四小時（飯後中期階段）高胰島素與低釋糖素的生化效應持續發酵，最後就會導致血糖快速下降，而且經常會降到血糖過低的範圍；攝取高糖指數飲食後的四至六小時（飯後後期階段），由於血糖過低會刺激拮抗荷爾蒙釋糖素的大量分泌，釋糖素會促進肝醣分解，可以重新釋放葡萄糖至血液中，來提升血糖。

雖然基因因素可能影響個人的情況，但是，攝取高糖指數飲食後產生的低血糖情況是如此地普遍，以致被視為是「正常的」。例如：觀察六百五十位接受葡萄糖挑戰試驗（葡萄糖挑戰試驗說明：受測者需先喝下純葡萄糖液，兩小時後再抽血檢查血糖）的非糖尿病患，其中大部分人都出現低血糖的現象，甚至比空腹血糖還要低，其中十分之一的人甚至低到四十七毫克／一百毫升，相同的現象也可在攝取高糖指數飲食的測試者身上發現；這種飯後低血糖的現象在肥胖者的身上更為明顯。

在攝取高糖指數飲食後的飯後中期階段（飯後二至四小時），由於血中的生化燃料（包括葡萄糖與游離脂肪酸）偏低，身體會大幅提升飢餓感，並拚命攝取食物來平衡身體能量的穩定。

※以上譯文內容可以充分說明「慢性飢餓」的緣由，但鑑於大多數讀者並不具醫學專業背景，為了讓讀者更容易理解，我特別簡化本段譯文，只翻譯重點部分；醫學專業人員若欲瞭解全文，請參考〈The Glycemic Index〉原文，特此致歉。

02

食癮社會，人類陷入史上最大危機

現代人的飲食習慣與以前的人大不相同，味覺也被速食、路邊攤的高油、高糖、重鹹食物，破壞得越來越遲鈍，現在每個人的血中胰島素都太高，整個人類社會變成如假包換的「食癮社會」。

現在每個人的血中胰島素都太高，整個人類社會變成如假包換的「食癮社會」，人類在短短半世紀的時間引爆了前所未見的危機！我們的飲食環境全面朝「三高」（高糖、高脂、高熱量）的飲食型態發展，食癮效應則成為「正常的」現象。

肥胖成為「全球最大型慢性病」，中年代謝症候群人口超過一半以上，這麼多人口都在「等著生病」，人類的疾病型態從「感染症」全面轉型成「慢性病」，死亡率名列前茅的慢性病都是「肥胖併發症」，光是腦心血管疾病一年就奪走了兩千萬條人命，這還不包括癌症、糖尿病、腎臟病、肝臟疾病死亡人數。

人類走錯的一步：澱粉精緻化

「你知道，你吃下去的是什麼嗎？」現代人的飲食習慣與以前的人大不相同，味覺也被速食、路邊攤的高油、高糖、重鹹食物，破壞得越來越遲鈍，為了滿足高胰島素者的重口味的喜好，業者大量使用食品添加物；為了保證農產品、漁牧產業的產量，業者大量投放農藥、生長激素、抗生素、瘦肉精，使我們的「食安」亮起了紅燈；為了供應全球胰島素失調的人口足夠的食物，大量雨林被砍伐，牧場為數龐大的牛隻排放巨量的甲烷，讓全球暖化效應越來越嚴重，全球氣候越來越極端化！

更可怕的是，隨著飲食熱量越來越失控，肥胖流行病學越來越嚴重，人類的血中平均胰島素更高，人類追求熱量越來越貪婪，讓我們在三高飲食、肥胖、慢性病、食安、全球暖化這五大危機的發展，只會越來越嚴重，完全看不到一絲消散的曙光！

一切的一切，都只是因為在二次世界大戰以後，人類做了一件最不該做的事：把主食澱粉精緻化（糙米變白米，全麥變白麵粉）！

「食癮風暴」理論，讓一切都有了答案！

透過「食癮風暴」理論，讓現在所有的社會現象，以及一些原本只是「知其然，不知其所以然」的事情，都有了答案！

◆爲什麼會有下午茶一詞？爲什麼夜市人滿爲患？

「要不要喝飲料？還是訂個下午茶？」上班族每到下午三點鐘，生理時鐘就會開始響了！想要吃個餅乾、蛋糕，喝個飲料，用「犒勞辛苦的自己」作為藉口，其實只是因為血糖過低，讓大腦發出了SOS！

人人胰島素都失調，飯後二到三小時血糖會降到比空腹血糖還要低，大腦只能用血糖作為唯一燃料。血糖過低，大腦必然發出求救訊號，逼你進食以提升血糖，就是所謂的「慢性飢餓效應」。一整天血糖如同雲霄飛車忽高忽低，經常一整天都想吃東西，三餐以外，還要下午茶、宵夜，以及一大堆零食，夜市也因此人滿為患。

◆爲什麼會有「糖癮」一詞？爲什麼五百毫升的奶茶、可口可樂，生意這麼好？

「啊！終於活過來了！」吸了一大口的珍珠奶茶，冰涼的奶茶隨著食道流進身體，頓時間舒暢了起來。

當血糖過低時，身體會自動傾向喜好甜飲料，這些甜飲料可以瞬間提升血糖，大腦立即獲救！所以，這些飲料會讓你感覺非常好喝，喝了以後非常舒服，愛不釋手，每天一杯接著一杯！

當每個人胰島素都失調，成天渴望著喝飲料時，這就可以解釋為什麼手搖飲料的生意這麼好？可樂只是打了氣的糖水，為什麼每年可以創造出天文數字的營業額？

甜飲料的效應還可以延伸至民眾也酷愛甜食，這也解釋了：為何蜜糖吐司大排長龍？為何甜點店櫥窗內擺滿各式各樣的小蛋糕？同時也說明了：為什麼會有「糖癮」一詞的由來！

◆爲什麼速食餐廳這麼受歡迎？

「這不是肯德基！這不是肯德基！」相信很多人都還記得這個廣告。

只是為什麼明明知道吃了會胖、並不健康的速食，會讓人這麼喜愛？這是因為胰島素失調的人會傾向高糖、高脂、高熱量的三高飲食。

速食餐廳的漢堡、炸雞、薯條、可樂、汽水正是這類型食物，自然相當受歡迎，當每個人代謝都失調，速食就會成為用餐的首選，加上超快的速食供餐服務，避免讓你等太久浪費能量，完全符合「儲存能量、節約能量」的偉大天性，生意焉能不好？麥當勞全球的店面數高達一萬多家，肯德基也不遑多讓，儼然已經形成龐大的飲食文化，孩童不能沒有它們，成年人也少不了它們！

◆爲什麼營養師都建議改吃糙米、五穀米、全麥食物？

因為糙米、五穀米富含纖維，屬於「複合式澱粉」，升糖指數的數值較低，代表人體吸收這類糖分速度較慢，飯後血糖比較不會飆升，胰島素比較不容易失調；人之所以不適合吃白米、白麵粉做的食物，這是因為它們完全不含纖維，升糖指數很高，代表人體吸收這類糖分很快，飯後血糖會迅速飆升，導致胰島素分泌過高！

◆爲什麼糖尿病、高血壓、腦中風、心肌梗塞、癌症都稱爲「慢性病」？爲什麼會有「每個人都是半健康人」的說法？

「食癮風暴」雖然在體內形成的時間很早，但是共伴效應傷害人體的發展很慢，可能長達三、四十年，糖尿病、高血壓、腦中風、心肌梗塞、癌症等代謝疾病通常發生在中年以後，所以通稱為「慢性病」。

另外，因為每個人胰島素代謝都失調，每個人身上都有一個「食癮風暴」在發展，許多代謝失調現象會逐漸顯現，所以才會有「每個人都是半健康人」的說法。

◆爲什麼許多癌症病人都改吃有機「天然全食物」的輕淡飲食（或稱粗食）？

許多癌症病患為了與癌症和平共處，把飲食全部改為不含食物添加物的天然「全食物」，也就是食物的原樣，不經過人為修飾；其實人體的設計本來就是適合這樣的「粗食文化」，但是因為胰島素失調，導致每個人都拚命追求高脂、高糖、高熱量、重口味的飲食型態，這類飲食最不健康，吃了一輩子最不健康的飲食，當然容易罹患癌症。

這也就是說，為什麼許多癌症病人都自動改吃有機「天然全食物」的輕淡飲食？因為只有這樣，才有可能與癌症和平共存。

◆健康促進要去「健康管理中心」？減重要去「體重管理中心」？

以前的觀念認為，想要促進健康就要去「健康管理中心」；想要減重就要去「體重管理中心」；如果你瞭解「食癮風暴」理論，相信你會同意：減重與健康促進根本是同一件事，想要健康，先瘦下來再說。

再說，就算你每天都做一次最昂貴的健康檢查，你也不會比較健康，你只是在「等生病」而已，健康檢查並不會讓你比較健康，把胰島素降下來，你就健康了！

回顧以前到現在的飲食習慣，整個飲食環境已經朝向三高飲食發展，現今整個社會早已進入「食癮社會」，每個人的胰島素過高，導致「食癮風暴」的殘害，所幸，時至今日，已經有越來越多人開始發現這種飲食習慣造成的危害，也重新拾起舊社會的飲食習慣，拋棄「精緻飲食」，轉向「粗糙飲食」，還是那一句話：「把胰島素降下來，慢性病就找不上你！」

Part 4

老是瘦不下來？肥胖才沒那麼簡單！

當你開始覺得食慾飆升、食量變大，感覺每樣東西都很好吃，吃東西變成一種莫大的享受、一種解除壓力的活動，同時身體有一種止不住的腫脹、發胖趨勢，代表胰島素已經大幅攀升，身體的肥胖體質已經很明顯了！

01

人體最偉大的荷爾蒙：胰島素

我把胰島素稱作是「人體最偉大的荷爾蒙」，原因無他，就是因為人體把「儲存能量」的重責大任，全部交由胰島素執行，因此，胰島素可以說是「人體最偉大的荷爾蒙」！

說到胰島素，你想到的會是上學時期，生物老師在台上說的知識，還是糖尿病患者需要注射的藥物？

相信很多人都有聽過胰島素（Insulin），不論是在生活還是課堂上，大多數人對於胰島素的印象都停留在「糖尿病患必須打胰島素來活命」的印象中，至於胰島素的真正功用是什麼，大部分民眾似乎不甚瞭解。

醫學教育教導學生：「胰島素是把血液中的葡萄糖帶入細胞內利用的荷爾蒙。」以前我在醫學院的教授也是這樣教的。

其實，胰島素在人體的真正角色一直未被真正釐清過，我用很長的時間投入研究胰島素，終於得以揭開胰島素的真面目，也終於充分瞭解胰島素驚人的影響力，讓我不禁感嘆胰島素應該被尊稱為「人體最偉大的荷爾蒙」，讀完本書後，相信你也會同意我的看法。

現在就讓我為大家隆重介紹這個「人體最偉大的荷爾蒙」——胰島素。

尊貴的代謝反應——血糖調控

我把胰島素稱作是「人體最偉大的荷爾蒙」，原因無他，就是因為人體把最高的天性——「儲存能量」的重責大任，全部交由胰島素執行。

因此，胰島素可以說是「人體最偉大的荷爾蒙」！半世紀以來，人類的生活、飲食起居、餐飲業的發展、農業、畜牧業的發展，還有肥胖危機、慢性病危機，甚至全球暖化效應，其實都受到胰島素的深遠影響，我們可以想像——儲存能量的天性帶動了人類在衣食住行上的偉大發展，如果負責儲存能量大任的胰島素一旦失調，所造成的後果也必定非常嚴重！

胰島素是由胰臟（在胃的後方）的蘭氏小島的 β- 細胞所分泌的一種荷爾蒙，胰島素最主要的功能在於調節血糖，它會把血液中的葡萄糖攜帶進入細胞內利用，轉化成肝糖以及脂肪儲存，作為人體熱量的來源。

其實「血糖調控」正是人體最尊貴的代謝反應！它就是人體吸收、儲存、利用熱量的過程，這個過程一旦發生問題，所產生的疾病通稱「代謝疾病」。

人體內時時刻刻都有幾千種的生理工作在進行，單單一個肝臟就要負責上千種的生理工作，包括：蛋白質合成、分解毒素、合成膽固醇、產生能量（ATP）等等。試問：人體內有哪項生理工作會「尊貴」到身體必須獨立出一個胰臟來負責？只有血糖調控。如果血糖調控對人體不是特別重要，身體幹嘛要獨立出一個專門的臟器來侍候它？為什麼身體沒有一套獨立的臟器專門來管膽固醇？

還有一項很重要的原因，除了身體的細胞需要「血糖」作為燃料，大腦也只能利用「血糖」作為唯一的能量來源，所以身體必須維持血糖的調控平衡，既要能提供大腦足夠的「血糖」，避免血糖太低導致休克，也不能讓「血糖」太高，變成糖尿病。

其實，無論肥胖、糖尿病、腦心血管疾病，都繞著「血糖」的調衡與否打轉，只要血糖調衡正常，這些問題都不容易發生。

高GI飲食導致血中胰島素過高

現在民眾普遍以白米飯或白麵粉做成的食物（麵包、包子、饅頭、麵食等）作為三餐的主食，另外，也常攝取加了大量蔗糖的甜食（例如：蛋糕、糖果、餅乾）、甜飲料（例如：五百毫升的奶茶、調味果汁、咖啡），這些都屬於「高升糖指數飲食」（High glycemic index diet），簡稱「高GI飲食」。

這些糖分都不含纖維（稱為簡單糖），食用以後會被人體快速吸收，導致飯後血糖快速飆升，人體為了盡快把糖分帶入細胞內利用，迫使胰臟必須分泌大量的胰島素來因應；長期攝取高升糖指數飲食會導致血中胰島素過高，形成「胰島素血症」（Hyperinsulinemia）。

你可以想像一下：現在我們的主食都屬高升糖指數飲食，吃完早餐、飯後血糖飆升，胰臟必須大量分泌胰島素來因應，吃完中餐又要大量分泌一次，喝完下午茶或五百毫升的奶茶，又要大量分泌一次，晚餐、宵夜後，胰島素也要大量分泌，每天你的胰臟就如同噴泉一般，不停地在噴發胰島素，最後就導致血中胰島素過高！

當體內的血中胰島素過高，就是啟動一切災難的按鈕，並且還會隨著胰島素越來越高，不斷放大，從個人身體健康到全球暖化危機，真的不可不慎啊！

02

擋都擋不住，變胖難道是天注定？

「食癮」傾向喜好高糖、高脂、高熱量飲食。更糟的是，身體逐漸形成「肥胖體質」，讓你感覺身體不自由主地逐漸「腫」起來，擋都擋不住，很容易造成肥胖。

「今天，我要大吃大喝！」剛結束多年的感情，心中充滿鬱結，只能化悲傷為食慾，用高熱量的炸雞、薯條、漢堡來安慰安慰自己受傷的小小心靈。每天約不同的朋友輪流吃各種美食，連續吃了幾天之後，竟然發現體重直線上升，還發現自己這幾天吃的都是油滋滋的高熱量食物，不由得開始思考：「難道是食物上癮了嗎？」

說到肥胖，大家一定都非常熟悉，我們都在「今天增肥」跟「明天減肥」中度過。肥胖不只是增加體重計上的數字而已，還會引起身體功能的異常，引起多種疾病。只是有些人明明很想要克制，卻還是控制不住自己的嘴，這是為什麼呢？

食癮效應，肥胖的元凶

血中的胰島素一旦過高，形成高胰島素血症，這種胰島素失調的現象會進一步引發「食癮效應」（Food Addiction effect）。

大家都聽過菸癮，就像是菸癮者一樣，享受抽菸的感覺，尤其飯後一根菸，快樂似神仙；有酒癮者覺得喝酒很快樂，喜歡不醉不歸，每天拚命找酒友一起喝；而「食癮」顧名思義就是很會吃，很愛吃，而且會傾向喜好高糖、高脂、高熱量飲食。更糟的是，你的身體會逐漸形成一種「肥胖體質」（Fat-trend body），會讓你感覺身體不自由主地逐漸「腫」起來，擋都擋不住，很容易造成肥胖。

肥胖總司令，一聲下令脂肪總動員

「我就是連喝水都會胖！」自己不管怎麼減肥、就算不吃澱粉、炸物、飲料，都還是繼續變胖，懷疑自己是不是肥胖體質？

這個就要提到我們的體內胰島素了，為什麼血中胰島素過高就會引發食癮效應？還會形成「肥胖體質」？

其實，血糖調控只是胰島素的功能之一，胰島素在人體的真正功能是扮演「儲存能量」荷爾蒙的角色，血糖調控只是「儲存能量」其中的一項功能而已。

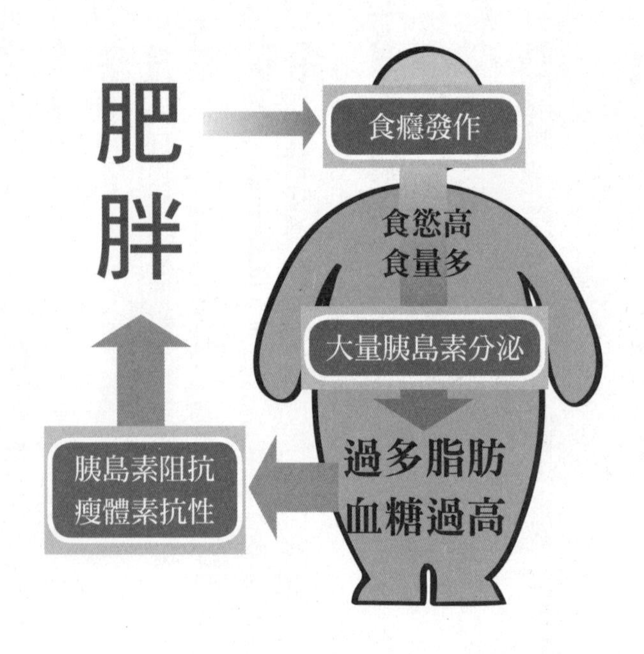

圖 4-1 肥胖的元凶

為何我又把胰島素戲稱為「人體肥胖總司令」？就是因為胰島素負責儲存能量的重責大任，血中胰島素一高就會對身體發出「肥胖總動員令」，你就會如同準備過冬的熊一樣，拚命地攝取食物，例如獵食大量的鮭魚，目的是要讓身體儲存足夠的脂肪，以度過漫長的冬眠期。

血中胰島素太高，就會讓你的食慾變好，食量變大，尤其更喜歡高糖、高脂、高熱量的飲食型態，每天拚命吃進大量高熱量的食物，會讓你身體攝取過多的熱量，更糟糕的是，胰島素會加速身體脂肪的合成速率，很快地就會把這些都多餘的熱量，轉變成脂肪儲存於脂肪細胞內。

人體儲存脂肪無極限，因為脂肪細胞一旦塞滿脂肪，就會一個分裂成兩個，兩個分裂成四個，再多的脂肪，身體都塞得下！身上脂肪就越多，身體就越肥胖！

慢性飢餓，越吃越餓

二〇〇二年羅德維格博士發表在美國醫學雜誌《JAMA》（May 8, 2002-Vol 287, No 18），這篇主標題為〈The glycemic index〉（升糖指數），副標題為〈The physiology of obesity, diabetes and cardiovascular disease〉（肥胖，糖尿病與腦心血管疾病生理學），在這篇論文中，他統計了六十幾篇的大型研究數據，其中包括他自己的研究，加上其他研究者相關研究結果，做出了一項回溯性討論。

他發現攝取高糖指數（高GI）飲食會引發一種「慢性飢餓效應」（Chronic hungry），前面提到，攝取高糖指數飲食會導致飯後血糖迅速飆升，迫使胰臟分泌大量胰島素來因應，造成血中胰島素過高。

問題是，人體的血糖調控並非我們想像的那麼精準，過高的胰島素往往會把血糖壓過頭，導致通常在進食後的兩到三小時會產生生理性低血糖現象，而且經常會比空腹血糖還要低。

由於人體的大腦只能用血糖作為唯一燃料的來源，一旦發生血糖過低的現象，大腦為了自保會馬上發出求救訊號，也就是「飢餓指令」，命令身體立即進食，讓血糖恢復以維護大腦的正常運作；隨著每天的三餐，加上甜點、甜飲料、下午茶、宵夜，讓每天的血糖如同雲霄飛車一般忽高忽低，這會讓身體經常處在飢餓的狀態，稱之為「慢性飢餓效應」。

剛吃飽就餓了？小心，這是慢性飢餓！

「低血糖」效應通常發生在進食後的二到三小時，你可以試著觀察一下：

如果「低血糖」效應是發生在早餐之後，大約到了上午十一點左右，你可能會聽到同事們開始在問：「我們今天中午要吃什麼？」這就代表同事們的血糖已經過低了，大腦開始發出求救訊號。

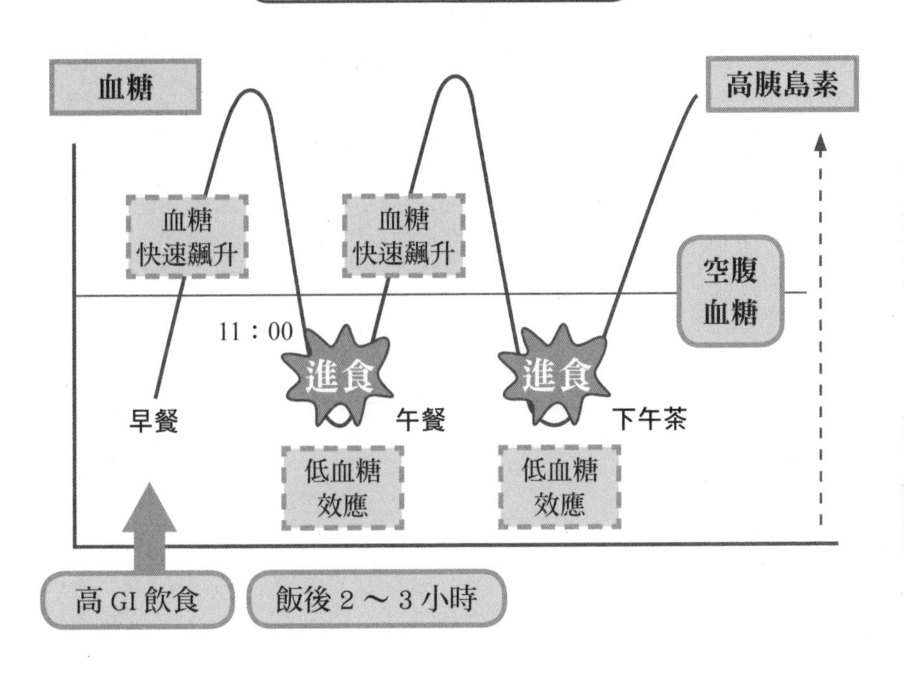
如同雲霄飛車的擺盪效應
血糖
高胰島素
血糖
快速飆升
血糖
快速飆升
空腹
血糖
11：00
進食
進食
早餐
午餐
下午茶
低血糖
效應
低血糖
效應
高 GI 飲食
飯後 2 ～ 3 小時

圖 4-2 慢性飢餓效應

如果「低血糖」效應是發生在午餐以後的二到三小時，你會想做什麼事？當然是享受一下快樂下午茶時光，來杯奶茶外加個蛋糕，根本是上班族的小確幸。這些精緻澱粉飲食可以讓血糖馬上回升上來，大腦立即感覺非常舒服，當然你也會有很棒的飽足感。現在你知道「下午茶」的由來了吧！

如果「低血糖」效應是發生在晚餐以後呢？大約十點左右，你的肚子就會咕嚕咕嚕叫，逛逛夜市吃個宵夜保證是很棒的選擇。如果此時是冬天，呼朋引伴，來個熱呼呼的羊肉爐或者薑母鴨，讓你又暖又飽，這樣的滿足感，簡直叫人生死相許；如果是在夏天，穿著拖鞋走上夜市，可以吃完宵夜，外加一碗芒果冰或者紅豆芋圓冰，最好回家時順便再買片炸雞排或一袋鹽酥雞，邊走邊吃，這樣美好的感覺，人生夫復何求！

胰島素過高所發出「儲存能量」的指令，加上「慢性飢餓效應」，兩股力量合併造成「食癮效應」的表現，所以，胰島素越高，食慾越好，食量越大，整天都處在飢餓狀態。

現代人許許多多的飲食習慣，例如：下午茶、宵夜等，透過胰島素失調與慢性飢餓的理論都可以獲得合理的解釋了！

當你成天想著「哪家餐廳的菜最好吃？」、「哪裡的小吃最道地？」小心！八成是你的「慢性飢餓」效應在作祟。唉！處在現在飲食豐沛的社會，身體一旦發生「慢性飢餓」效應，焉能不胖？

03

連喝水都會胖？胰島素讓你胖得很冤枉

一旦具有肥胖體質，處於現在優渥的飲食環境下，肥胖幾乎是無法避免，差別只在於體質不同，有些人胖得快，有些人胖得慢而已。

前面文章在在說明，當你的胰島素過高，再加上慢性飢餓效應，就會合併引發「食癮效應」，而食癮效應會讓你攝取過多的熱量，胰島素會把你吃進來過多的熱量快速變成脂肪儲存，讓你的身體變成典型的「肥胖體質」——你很會吃，也很會胖！

脂肪只進不出，焉能不胖？

身體合成或分解脂肪都要經過很多個生化反應步驟才能夠完成，胰島素是儲存能量的荷爾蒙，它會加速活化合成脂肪的每一個步驟，同時，胰島素會抑制脂肪分解的每一個步驟；這會形成什麼狀況？那就是：一旦胰島素過高，你的身體脂肪變成是「只進，不出！」

每天拚命吃，身體脂肪還只進不出，怎麼能不胖？

胰島素過高還會讓你不想動，越來越懶，難怪現在滿街都是 foodpanda 以及 Uber Eats。總之，如果有段時期，你開始覺得食慾飆升、食量變大，感覺每樣東西都很好吃，吃東西變成一種莫大的享受、一種解除壓力的活動，同時身體有一種止不住的腫脹、發胖趨勢，代表胰島素已經大幅攀升，身體的肥胖體質已經很明顯了！

一旦具有肥胖體質，處於現在優渥的飲食環境下，肥胖幾乎是無法避免，差別只在於體質不同，有些人胖得快，有些人胖得慢而已。

味覺失靈？吃什麼都覺得好淡！

胰島素一旦過高，容易把血糖壓過頭，壓到比空腹血糖還要低，產生「低血糖效應」，身體經常處在血糖過低的情況底下，身體會不由自主地傾向攝取甜食或甜飲料等高糖飲食來快速提升血糖。

另外，胰島素會加速身體脂肪的合成，胰島素過高會活化身體合成脂肪的每一個步驟，尤其最重要的一個酵素——「DGAT1」。

DGAT1 一旦被高度活化，你就會變成「連喝水都會胖」的體質，身體會傾向拚命合成脂肪，身體要加速合成脂肪就需要大量合成脂肪的原料，不由自主地狂吃油炸食物、蹄膀、牛排、冰淇淋等脂肪含量很高的食物。

高糖、高脂飲食通常熱量都很高，因此，胰島素失調的人通常喜歡高糖、高脂、高熱量的「三高飲食型態」。三高飲食型態已經成為現在飲食型態的主流，不僅讓你體重直線上升，這些高糖、高脂飲食多屬不健康的食物，長期下來，對身體健康的負面影響很大。

胰島素失調還會讓你的口味變重，現代人已經吃不出食物的原味了，烹調通常是蔥、薑、蒜外帶辣椒通通來，羊肉爐、薑母鴨、麻辣鍋才夠味，再也吃不出原型食物的味道了，還會覺得過於清淡，不好吃！

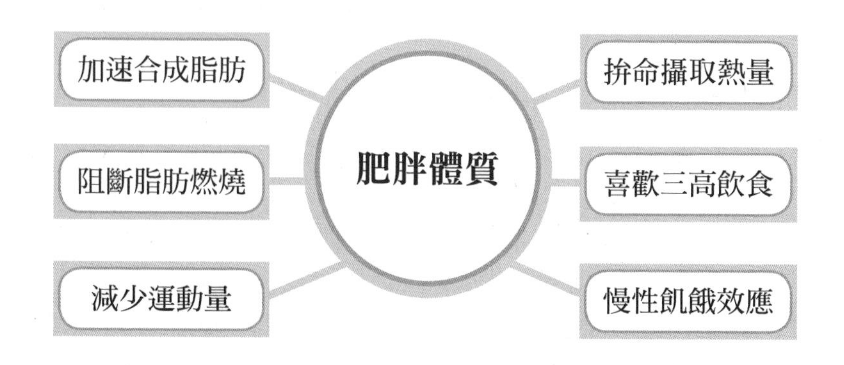

圖 4-3 肥胖總司令——胰島素

你是否有肥胖體質？

一旦胰島素代謝失調，便會開始表現出許多肥胖體質的特徵，這些肥胖體質的特徵，將會驅使你迅速肥胖。如果這是一份問卷，請問你符合幾項？

□1、食量很大：每餐的進食量驚人，尤其喜歡上吃到飽餐廳大量進食。

□2、喜歡油炸食物：炸雞、炸雞排、炸豬排、雞腿飯、排骨飯等。

□3、喜歡大塊或大量肉類：牛排、控肉、魯肉、蹄膀。

□4、喜歡甜食與甜飲料：各式蛋糕、甜點與含糖飲料。

□5、吃變成是很重要的事：每天上班到十點鐘就開始想著中午要吃什麼，無時無刻都在想哪家餐廳的食物很棒、哪裡的小吃很好吃。

□6、飲食口味很重：超喜歡重口味飲食，例如：鹽酥雞、羊肉爐、薑母鴨、臭臭鍋、炸雞排、沙茶醬等有許多添加物的飲食。

□7、對清淡的飲食興趣缺缺：不喜歡吃生菜沙拉、水果、水煮菜等。

□8、有明顯發胖跡象：出現鮪魚肚、水桶腰，腰圍變粗。

Part 5

為何減肥老是失敗？

節食減肥一定復胖、減肥產品沒有效、體重管理很難長久執行、減肥藥很傷身、雞尾酒減肥法保證復胖兼奪命……，到底還有沒有可以有效減肥，而且不容易復胖的辦法？否則，臃腫又難看的身材，豈不是只能坐以待斃？

01

遠離肥胖，真的這麼難？

節食減肥對於多數的人根本無效，還有更多的減肥報告都指出，高達百分之九十五的人，減肥後都會復胖！

「無論嘗試任何方法，減肥總是失敗，只能放任體重無理性的飆升；身材越來越臃腫，看著苗條美夢越來越遠，卻完全無計可施！」減肥，是許多人（尤其是女性朋友）心中永遠的痛。

看著美食在面前卻都不能吃，不禁大喊：「為什麼減肥這麼難！」

「代謝矯正技術」新科技，消除食癮風暴

減肥會失敗的原因很多，當然，不瞭解「食癮風暴」的影響是最主要的原因；另一個導致減肥失敗的因素，就是減肥者本身的「心態」（或態度）。

其實，肥胖因素滿複雜的，絕大多數民眾對於肥胖的認知，幾乎都一知半

解，想要成功減肥，首先你必須深入瞭解肥胖，尤其是「食癮風暴」的影響，所謂的「知己知彼，百戰百勝」嘛！

同時，你需要一套非常有效的減重計畫來協助你，最後還需要建立的是「正確心態」，當然這已經是老生常談了。

首先，本章節是要協助民眾真正瞭解肥胖，也讓每個人都能瞭解為何減肥會失敗的原因。同時，也將介紹一套最先進的「代謝矯正技術」（Meta-adjustment Technology），它是完全針對消除食癮風暴所研發的減重新科技，這是一套非常有效，而且很容易執行的「標本兼治」減重計畫，它也是一套難得的健康促進計畫。

減肥與健康促進本來就是同一件事，希望每位讀過這項減重新科技的民眾都能遠離肥胖，擁抱「永遠苗條，真正健康」的人生。

為何節食減肥不管用？

「欸，你是不是又胖回來了？」因為疫情而許久不見的朋友，見到面的第一句話居然是這樣！小芳回到家，站上體重計發現，減肥好不容易見效，沒想到又復胖了！

「復胖」兩字，是絕大多數嘗試過節食減肥的人的慘痛經驗，許多人一輩子都在節食減肥、復胖，復胖、減肥的「胖海」中浮沉，確實，節食減肥後能夠不復胖，真的很難。

我經常說：「減肥太簡單了，三天不吃飯一定瘦，難在如何維持不復胖。」根據最近發表在《美國心理學家》期刊的一篇號稱「全球最大規模的減肥研究報告」，美國加州大學心理學博士蔓恩女士發現：「節食減肥的前半年有可能減去百分之五至十的體重，但是長期效果很差，五年內有高達三分之二的人，體重都會回復原來體重，甚至有一半的人比減肥前更胖，更糟糕的是，節食所造成的體重在減輕與增重之間來回擺盪，也就是所謂的『溜溜球效應』，可能會更增加罹患心臟病與中風的風險！」

蔓恩女士分析了三十一份有關減肥的報告，她的結論是：「節食減肥對於大多數的人根本無效，還有更多的減肥報告都指出，高達百分之九十五的人減肥後都會復胖！」傳統減肥方法，在「復胖」的問題上幾乎一愁莫展，不知如何解決？為何越減越胖？為何幾次復胖後，體重就再也下不去了？基本上這些問題可以分為四個方向來回答：

「設定點」VS.「溜溜球」效應

身體不會隨便讓你改變體重！它正是減肥復胖的最大原因。

相信許多民眾都曾聽過「溜溜球效應」，它指的就是減肥很容易引發復胖，體重會如同把「溜溜球」甩出去又彈回來一般。為何會有「溜溜球效應」的現象？原因是，身體會把你長期維持的體重當作一個「設定點」，這個設定點「堅如水壩」，「設定點」正是導致減肥失敗最大的障礙！我們的身體會根據你長期的「身體脂肪量、基礎代謝率、飲食總熱量、運動量」，來運算你的「安全體重」（或安全脂肪量）。

脂肪是身體儲藏能量的形式，牽涉「身體的存活」，就如同北極熊過冬會先儲備好足夠的脂肪一般，身體不會讓你隨意改變它所認定的「安全體重」（或安全脂肪量），這就是「設定點」，例如現在的體重經常維持在八十公斤左右，如果飲食熱量、運動量都沒有長期明顯變化，身體就會認定八十公斤就是你的「安全體重」。

由於設定點的關係，在正常情況下，身體會努力維持一定的體重，不會讓你隨便變動；維持越長久的體重，設定點越堅固，越不容易打破。如果你進行節食減肥，體重突然降低下來，身體一旦警覺到體重低於「設定點」，就會認為你太瘦了，身上脂肪太少了，就會發出危險訊號，身體馬上「關掉」肥胖訊號（瘦體素）的分泌，當大腦收不到肥胖訊號（瘦體素），就會驅動旺盛的食慾，讓你「餓」得發狂，逼得你不得不結束節食，開始大吃大喝，體脂肪又開始大量囤積。

同時，也會大幅降低基礎代謝率，保護「珍貴」的脂肪不再被燃燒。於是，體重就如同「溜溜球」彈回來一般，不僅回復原有的體重，而且通常是比原來更胖！

這也說明「快速減肥是神話」的道理，因為設定點的改變需要時間！期望藉由節食來達到「快速」減肥效果的民眾，由於沒有給身體「足夠」的時間來運算新的「設定點」，當然會發生復胖的問題。另外，減重時，體重不會如同「坐電梯」一般垂直下降，倒是比較像「下樓梯」，一階一階，一點一點地減下來。

由於設定點的因素，身體必須有時間來學習、運算新的設定點。減重時難免會面臨「停滯期」，碰到停滯期一定要有耐性，不要輕言放棄；只要設定點降下來，減重後落在新的設定點，就不會再引發「溜溜球效應」，也就不容易復胖！

代謝失調沒有改善

此時，應該都已經瞭解，肥胖是源自於胰島素代謝失調造成的結果，「代謝失調沒有改善」是傳統減肥方法導致復胖的最大罩門，無論是採用節食減肥、藥物減肥或腹瀉減肥，基本上都沒有觸及矯正代謝的層面，代謝依然失調，胰島素依然很高，肥胖體質依然嚴重，加上設定點的威力和超高熱量的飲食環境，稍微減掉一點的體重，當然很快就回來了！

減掉水分與肌肉，脂肪不動如山

許多人為了快速減掉體重，不惜拿自己的健康去嘗試激烈的減肥方法，例如：雞尾酒減肥法、番瀉葉減肥食品等等。

由於代謝沒有改善，肥胖者的胰島素都很高，而胰島素會阻斷脂肪的燃燒，因此這些減肥方法通常減掉的是水分與肌肉，更慘的是，復胖回來的清一色是脂肪！復胖的人體脂率會越來越高，食癮風暴的影響越嚴重，瘦體素抗性也會加劇，食慾越高，越難減重。

基礎代謝率低下

研究顯示，節食減肥可能會讓你喪失高達百分之四十的基礎代謝率，而且復胖以後也無法恢復到原來的基礎代謝率。絕對不要輕率節食！因為復胖時，體脂率越來越高，基礎代謝率卻越來越低，這樣如何減重？

我曾經碰過許多體脂率超過百分之四十以上（身上幾乎有一半都是脂肪）的女性，絕大多數都是長期使用減肥藥物或經常節食減肥，反覆減肥、復胖的結果，幾乎沒有例外。尤其是接受過「雞尾酒減肥法」的人，這些減肥藥物會直接刺激中樞神經，經常導致自律神經完全失調，加上復胖後體脂率過高，基礎代謝率根本提不上來，如何燃燒脂肪？這樣的減肥對象曾經讓我傷透腦筋！

絕對不要嘗試「雞尾酒減肥法」，不僅很傷身，甚至會危及生命！「雞尾酒減肥法」會導致身體的代謝完全混亂，一停藥就會很快復胖，一旦復胖就別想再減重。

既然談到基礎代謝率，就順便提一下跟中年女性減肥有關的議題，「基礎代謝率過低」不僅是導致中年女性肥胖的重要原因，也是造成中年女性減肥的最大障礙。這也解釋為何女性一過中年，身體就不自由主地「發福」起來，四十歲以上的中年女性，幾乎每兩個人就有一人肥胖，如果有機會到菜市場內走一圈，滿滿的都是中年的肥胖菜籃族！

一過中年，體內生長激素大幅下降，身體肌肉量大量減少，取而代之的都是脂肪，而肌肉組織是身體燃燒熱量最大的組織，一旦肌肉量大幅減少，基礎代謝率當然大幅降低。

「基礎代謝率過低」也會讓中年女性減肥的效果大打折扣，或大幅降低減肥的速度；一樣的減肥方法應用在年輕女性身上可能效果很快，中年女性卻很緩慢；偏偏許多肥胖的中年女性都心急得不得了，急著把身上多餘的脂肪趕快甩掉，病急亂投醫，往往造成無法收拾的後果！

減肥後想要避免復胖，追根究柢，還是得回到問題的根源：胰島素失調。

因為胰島素失調牽涉到食慾、飲食熱量、脂肪燃燒等因素，現在超高熱量的飲食環境簡直是一道減肥者根本無法跨越的鴻溝。因此，「矯正代謝」消除食癮風暴，才能根本解決復胖的問題，也才能夠拒絕周遭美食的誘惑。

02

減肥是一個又一個破碎的「夢」

買產品時都滿懷美夢，但是每回卻都是一次又一次的夢碎。然而，下次再看到同樣的推銷時，一樣會滿懷希望的告訴自己：「這次一定有效……！」

看到購物頻道上的減肥代言人展示減肥前與減肥後的見證，這些代言人可能是知名女演員、歌星或主持人，在他們拍胸脯保證，加上主持人以及旁邊穿白袍的「醫學專家」推波助瀾下，你終於按捺不住誘惑，打電話付錢訂貨。

當使用產品一陣子後，發現身材似乎文風不動，或者可能吃了以後狂拉肚子，渾身發軟、四肢無力，減掉的一些體重，竟比減去的時間還要快回彈。

同樣的情況也可能發生在網路購物或者地下電台的購物節目。買產品時都滿懷美夢，但是每回卻都是一次又一次的夢碎。然而，下次再看到同樣的推銷時，一樣會滿懷希望的告訴自己：「這次一定有效……！」

對抗理論：讓人又愛又怕的減肥藥

現在，無論是減肥食品或減肥藥，仍然是採取「對抗理論」為主，思維很簡單：肥胖就是身上脂肪過多，減肥就必須「對抗脂肪」，要對抗脂肪就被迫採取兩大策略——抑制食慾（減少飲食熱量）、提升基礎代謝率（燃燒過多的脂肪）。

想要達到這兩項目的，最直接的辦法就是刺激交感神經，交感神經一興奮就會不想吃東西，人也會很亢奮；於是，許多影響中樞神經的減肥藥物（例如：雞尾酒減肥法）或添加諾〇婷類緣物的減肥食品大行其道，這些成分通常都會引起很大的副作用。

就是這些「對抗理論」的雞尾酒減肥法或減肥食品，搞得許多想減肥的女性又愛又怕！愛的是減肥效果很快（同時復胖效果更快），怕的是會不會連命都沒了？

「對抗理論」已經行之多年，中間不知道傳出多少以「健康」為代價的實例，但還是有許多「勇敢」的肥胖女性仍願意搏命承受，至於跟她們說：「可能會有心悸、失眠、血壓升高、復胖等副作用。」

她們也只會說一句：「再說吧！」

合法的減肥藥，小心吃

市面上賣得最好的合法減肥藥是「諾〇婷」，它的作用機轉是阻斷血清素（Serotonin）

的再吸收；血清素對人體是安定作用，也就是抑制交感神經。阻斷血清素的再吸收可以讓交感神經維持興奮狀態，你就會吃不下東西，基礎代謝率也會維持在高度的狀態，幫助燃燒脂肪。只是停藥以後，藥物作用沒有了，身體會很容易復胖。

現在「諾〇婷」已經被歐盟、美國以宣布停用，台灣也已經被勒令下架了，因為它被證實會引發心肌梗塞。交感神經促進會使得血管收縮，尤其中年肥胖的人，血管很堵塞，被外力強迫再收縮，很容易被血栓整個堵死，引發心肌梗塞或腦中風！

另一項較知名的減肥藥是「羅〇纖」，它主要是抑制腸道的解脂酶（Lipase）的作用，阻斷食物裡脂肪成分的吸收；但是它有一項最知名的「副作用」，就是會排非常、非常臭的油便，如果你正在捷運車上，那就很尷尬了……，也是因為這項「副作用」，使得它的銷路遠遜於「諾〇婷」。

雞尾酒減肥法，幫你減肥還減壽

談到減肥藥物的副作用，當然不能不提一下「雞尾酒減肥法」。這種減肥法效果神速，民眾只知道它可以快速減肥，於是個個趨之若鶩，經常掛號都掛不進去（台灣某家雞尾酒減肥法的診所每天掛號人數超過五百人），由於診所生意太好，院長還要擔心被黑道綁架！

但民眾所不知道的是，「雞尾酒減肥法」除了幫你減肥，還可以快速幫你減「壽」！

這種方式是聯合數種藥物的副作用，來達到減肥的效果，所以才稱為「雞尾酒減肥法」，如同調製雞尾酒時，我們會把兩、三種酒、果汁混在一起，一大堆藥物的副作用加在一起，其中有些會嚴重刺激中樞神經系統，造成很大的傷害與後遺症。

「雞尾酒減肥法」曾經就鬧出了許多人命，還經常上新聞版面！前面提過這個方法是利用藥物的副作用來減肥，就如同某些藥物會引起噁心、昏睡、頭痛或心悸的副作用一般，只要停藥，這些副作用就會消失。

體重減輕就是「雞尾酒減肥法」藥物的「副作用」，一旦停藥，這個副作用會很快消失，身體會立即復胖，而且通常比原來還胖！減掉的通常是水分（因為會加利尿劑）或肌肉，回來的清一色是脂肪，體脂率垂直上升！接受過雞尾酒減肥法的民眾，身體的基礎代謝調控會完全紊亂，復胖以後永遠別想再減肥，溫和的天然草本成分應用在這些人的效果，如同拳頭打在一團棉花上面一般，根本沒反應。

想要利用藥物來減肥，最好與專科醫師配合，不要自行嘗試減肥藥，特別是來路不明的藥物，例如去國外買藥、中草藥等。減肥不是一蹴而成，減太快造成體內荷爾蒙的不平衡，劇烈改變也讓身體難以負荷，往往很容易復胖，也會對身體造成永久性的損傷。

03

少吃多運動，減肥不減健康

沒有人願意改變！任何些微的改變都代表一種新的適應！因此，如果需要大幅改變生活及飲食習慣，來配合的減肥方法都注定失敗！因為門檻太高，很難長久執行。

現在許多醫院或坊間都有設立體重管理中心，提供民眾減重服務。體重管理屬於第二代的減重觀念，比第一代的節食減肥觀念是進步了許多，可是基本精神仍然不脫離「少吃、多運動」五個字。

大幅改變習慣，減肥注定失敗

只是「少吃」的觀念改進了，不再局限於單純的減少總熱量，雖然還是會嚴格控制卡路里，所以每一餐都要記錄吃了什麼？吃了多少克？總熱量是多少卡路里？（吃飯還要寫日記！）

前一陣子最流行的阿金博士的「吃肉減肥法」。這套減肥法曾經風行全世界，肥胖的人最喜歡高熱量飲食，脂肪的熱量最高，吃肉減肥何樂不為？只不過，這套「吃肉減肥法」的創始人阿金博士自己又胖又不健康，而且已經駕鶴西歸。

當然，「多運動」還是少不了的！體重管理中心一旦有成功的減肥者，會立刻請電視台來採訪，順便打知名度。於是，民眾可以從電視新聞的報導中看到一群胖哥、胖妹拚了命在跳有氧舞蹈，跳得揮汗如雨、氣喘吁吁、死去活來，然後新聞主播會特別報導某位胖哥或胖妹從一百公斤減成六十公斤……，問題是，其他的人呢？有沒有復胖？不好意思，這不在播報範圍！

請特別注意以下這段話：沒有人願意改變！任何些微的改變都代表一種新的適應！因此，如果需要大幅改變生活及飲食習慣，來配合的減肥方法都注定失敗！因為門檻太高，很難長久執行。

節食減肥很難長久執行（你能餓多久？），體重管理也一樣很難長久執行。試想：吃飯還要寫日記，還要被逼迫運動，這些都是肥胖的人沒做過或做不來的事，實際上很難長久執行。當然，任何減肥方法都會有成功者，但畢竟是少數，能長久執行不讓身體復胖者，更屬「異數」！

你有這些錯誤的減肥觀念嗎？

你減重多久了？有達到目標嗎？達標後有沒有復胖？想成功達到期望的健康身材又不復胖，那麼瘦身過程中一定要避免錯誤的觀念，才能長期保持體重、維持好身材，而不是單一時段數字上的變化。以下錯誤觀念，你一定要知道！

◆管他的！先吃了再來減！

許多女性碰到美食當前的場合，嘴邊經常會掛著一句話：「管他的！先吃了再減。」心裡想的卻是：「反正明天就只吃生菜沙拉配白開水，應該不會發胖！」於是放心地大吃大喝。

這就如同戒菸的人老是說：「最後一根了，明天一定戒！」結果往往是——永遠沒有戒菸的明天！通常會有這種想法的人，代表代謝已然失調，形成「食癮風暴」，導致胃口大開。

◆我只要減三公斤就好

以前常聽到這樣一句話：我只要減三公斤就好！許多肥胖女性明明體重可能超重二十公斤以上，她們卻希望進行十分有限的減肥，這是非常錯誤的想法！肥胖是一種惡性循環，過胖的女性只減掉有限的體重，身體依然肥胖，身上過多的脂肪依然會加速「食癮風暴」

的效應，不僅食慾降不下來，減掉的有限體重很快就會再回來，減了等於白減！

請注意：減重必須一次減到底，才有可能消除食癮風暴，讓你不再復胖。

◆剩菜不吃太可惜

基於節省的傳統美德，許多家庭主婦都有這樣的習慣，覺得不把剩菜吃完很浪費，於是又拚命把剩菜往已經吃得很撐的肚子裡塞。但許多人都忽略了剩菜最油，盤裡少許的剩菜經常是泡在盤底的油裡；所以，妳不是清剩菜，而是在清盤底的油，妳怎會不胖？減肥怎會有效果？

◆無厘頭減肥法

聽到人家說吃什麼可以減肥，二話不說馬上去買來吃，吃個兩天沒有動靜，算了！再看看有沒有其他新的？這是減重者非常普遍的行為。

許多民眾為了減肥，簡直是無所不用其極，許許多多很無厘頭的減肥方法在網路上流傳，我曾經看過一個網站刊出「減肥一百招」，其中一大堆無厘頭的減肥方法，例如：蘋果減肥法（只吃蘋果減肥，但也減出了問題），甚至還有日本拖鞋減肥法！

許多長期苦於肥胖的民眾，由於找不到有效的減肥方法，只好蒙著眼隨便亂聽、亂試

（當然，省錢也是重要的考量，畢竟減肥藥或減肥食品都很貴）；但幾乎都是徒勞無功，因為「肥胖原因很複雜，不是一招半式就能減肥」，還是多聽聽專家的意見吧！

其他還有很多錯誤的減肥觀念，包括減肥時在抽屜偷藏零食等等，你先別笑！美國比佛利山莊一星期收費一萬美金的減肥顧問，其中的一項服務，就是隨時抽查有沒有偷藏食物。

疏通取代對抗，體脂三十五到二十二！

聽完以上減肥失敗的原因，你一定很鬱卒！節食減肥一定復胖、減肥產品沒有效、體重管理很難長久執行、減肥藥很傷身、雞尾酒減肥法保證復胖兼奪命……，那到底還有沒有可以有效減肥，而且不容易復胖的辦法？否則，臃腫又難看的身材豈不是只能坐以待斃？唉！周遭又有那麼多的美食！

別擔心！我曾經也是胖到八十六公斤的肥胖人士，我懂你們想要減肥的想法！所以，我研發的第三波減肥革命新科技，已經完全揚棄這些傳統的包袱，全面採取「矯正代謝」的治本觀念，以「疏通」取代「對抗」。

它的最大特色就是：天然草本、安全無副作用、容易執行、有效減重、塑身效果明顯、不強制飲食控制、不強制運動，還可降低血糖與血脂肪，當然，還不易復胖。

我引用胰島素代謝的相關理論，耗費超過十年的時間，完成了「第三波減肥革命」的研發，並且把這套減重新科技定名為：「代謝矯正技術」；我靠著這項科技的協助，體重一路從八十六公斤降到七十公斤，體脂率從三十五降為二十二，鮪魚肚完全消除，五個月的時間整整減掉十六公斤的體重。

在我減重期間從未刻意節食，三餐也照吃；同時，我的飲食習慣完全轉變，從典型的三高飲食型態變成喜歡清淡的飲食。此時，不僅從未復胖，每次的健康檢查也全部是藍字！

Part 6

減重逆齡，我們是胰島素 5.0 健康族！

每每見到成功者的回饋，總是讓我充滿感動，說起來，我反而非常感謝他們。畢竟這些成功的減重案例，除了透過「代謝矯正技術」的協助，還需具有良好減重態度與配合度，才能獲得美好的成果，真正重拾健康人生。

01

從大肚腩變回小鮮肉，150 天重新找回健康！

兒子的健康報告書著實讓我嚇了一跳，才二十幾歲的小小年紀，胰島素已經高達三十單位，代表他的「食癮風暴」已經非常嚴重，難怪他的食慾與食量這麼大。

每次想起這件事情，總讓我又好氣又好笑。

記得我的小兒子二〇一二年剛自軍中退伍，由於一直找不到適當的工作，也就理直氣壯地待在家裡當起「啃老族」。

退伍後成啃老族，腫成豬頭樣

剛開始我還不怎麼在意，心想：「小孩在找工作的期間，就先照顧他一陣子吧。」後來才警覺原來這不只是一陣子，而是很大一陣子，實情是兒子在家裡當「啃老族」，足足啃了我一年！

這一整年裡面，他幾乎都不大出門，也不愛運動，每天就是待在電腦前上網、打電動；同時，隨著食量越來越大，他的身材也跟著快速膨脹起來。

當他開始肥胖之後，食慾變得非常好，除了三餐飯量很大之外，還猛吃宵夜，家中冰箱常在半夜裡被一掃而空，幾乎只剩下冰塊而已。

他用來解渴的飲料，就是家庭號可樂與牛奶，與此同時，整包的蠶豆酥、整桶的洋芋片，以及半夜到夜市買的鹽酥雞，成為日常必備的點心。由於他已經過度肥胖，每天飲食總熱量非常高，整個飲食型態也很糟糕，總是吃下一大堆垃圾食物。

我開始注意他的肥胖問題，以及飲食習慣，身為父親的我實在非常擔心，我確信「食癮風暴」已經在大肆傷害他的身體，還形成滾雪球的效應，持續擴大！我實在很擔心，再這樣繼續下去，他的健康會整個毀掉，最後終於按捺不住，決定開始介入了。

高胰島素，引發「食癮風暴」

就在這個時候，小兒子的體重已經高達一〇七公斤，體脂率逼近百分之四十，可以說是身上脂肪幾乎重達四十公斤，年紀輕輕就吃出了一個超級鮪魚肚！

身為父親的我，開始強力要求他執行減重計畫，開始減重之前，先讓他接受全套血液生化檢查，以及腹部超音波檢查，他的健康報告結果著實讓我嚇了一跳，才二十幾歲的小小年紀，胰島素已經高達三十單位，代表他的「食癮風暴」已經非常嚴重，難怪他的食慾與食量這麼大。

血糖也逼近正常值的上限，三酸甘油酯更是高達三百單位，代表平常飲食中所攝取的脂肪量非常高；膽固醇超過兩百單位，顯示整個血脂肪的狀況很差，代表血管硬化的效應正在快速惡化中；腹部超音波檢查，更顯示已經有脂肪肝了。

這些檢查報告的結果，在在顯示我的判斷沒錯，「食癮風暴」的傷害正逐漸擴大，過高的胰島素、過度肥胖正是加速「食癮風暴」的兩大渦輪引擎！

五月中旬，我開始運用「代謝矯正技術」幫他進行體重管理，很快地，才短短一星期的時間，他的體重開始下降，食慾也明顯減小，這樣的轉變，連我小兒子自己都找到信心。

有天他告訴我：「我決定再開始去打籃球！」聽到他這麼說，身為老爸的我簡直百感交集。從此，他每天都會抽空到籃球場投籃，一投就是兩個鐘頭，回來時通常滿身濕透。

酸臭體味消散，重返小鮮肉身材

隨著體重管理計畫的持續進行，加上主動配合運動，他的體重越來越輕，腰圍也越來越小，飲食也越來越輕淡，不僅飲食總熱量大幅縮減，也不再碰牛奶、可樂這些高脂、高糖飲料，房間裡的油炸零食也消失了，我家冰箱裡的食物終於獲得救贖。

小兒子本來從不碰蔬菜、水果，後來也開始喜歡蔬果了。這時候還特別觀察到，他身上的酸臭體味消失了，同時運動變成他喜歡做的事。

當減重計畫執行到第五個月，鮪魚肚完全不見，恢復到平坦的狀態，身上的脂肪也去掉了一大堆，肌肉群重新跑出來了，基本上已經恢復到他退伍時的「小鮮肉」身材。

我預估他的血中胰島素應該已經大幅下降，因為可以明顯地看見，肥胖體質改善很多，身材瘦下來了，胰島素自然也會跟著下降。

到了十月中旬，我又帶他進行抽血檢查，同時再次進行超音波檢查，這次的結果令我非常滿意，所有檢查包括血糖、血脂肪呈現「藍字」，全部都在正常值範圍內，最讓我滿意的是，他的胰島素也一如預期，下降到僅剩十單位，代表他的肥胖體質已經有了變化。

短短一百五十天的時間，整個食慾、食量、飲食喜好完全轉變（讀者們現在應該可以體會胰島素的威力了吧！），超音波檢查也顯示脂肪肝消失無蹤。

一百五十天減重計錄表

時間	5月15日	10月15日	五個月成績
體重	106.6公斤	80.2公斤	減26.4公斤
體脂率	38.5%	24.1%	減14.4%
身體脂肪量	41.0公斤	19.3公斤	減21.7公斤
胰島素	31.0 mU/L	10.3 mU/L	減20.7 mU/L

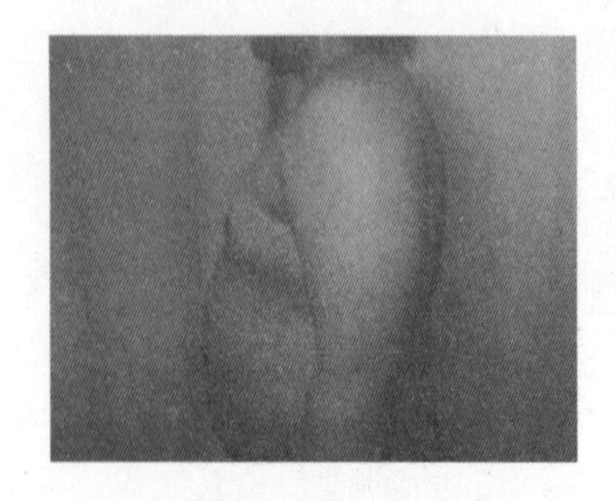

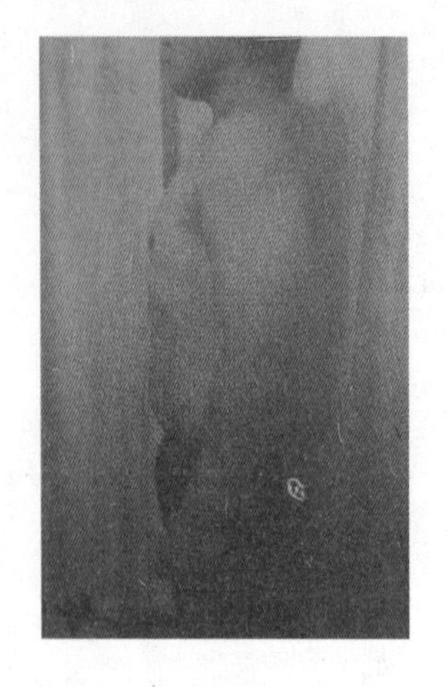

圖 6-1
一百五十天矯正前後對照圖
（減重前／減重後）

成功甩油，矯正代謝不生病

五個月的時間，體重降了二十六．四公斤，平均每個月體重降了五．二八公斤；體脂率降了百分之十四．四；脂肪量降了二十一．七公斤，所減掉的體重的百分之八十二．二都是脂肪，代表「代謝矯正技術」減掉的幾乎都是脂肪，而非肌肉或水分。

減重後，空腹胰島素數值大幅調降將近二十單位，代表代謝失調情況已有大幅改善，所以，他的血糖、血脂、膽固醇也都有了明顯變化，這也證明——減肥與健康促進根本是同一件事。

後來在與小兒子閒聊減重心得時，他向我表示，肥胖與大吃大喝並非他所願，只是一胖上來就更想吃，吃了就更胖，他也沒有辦法，因為根本無法控制。

當「代謝矯正技術」開始幫他減輕體重，食慾也可以控制下來，對於減重這件事重新感到希望，也不覺得那麼困難，於是他也主動開始運動來配合。根據他的說法，當時那麼胖該怎麼運動？當然是瘦一點了，才有辦法運動。（他總共減掉二十一．七公斤的脂肪！讀者們可以試想：如果你背著一大袋整整二十公斤的豬油在身上，你有辦法運動嗎？）

所以，我一直強調：「少吃，多運動」應該是目標，而非手段。想要成功減重，應該先進行「矯正代謝」，當食慾控制下來，就能先減掉部分的體重，此時運動的難度才不會太高，減重才有機會成功！

相信許多人都和我小兒子有類似的肥胖經驗，一胖起來就很難回頭，想減重又很困難，「少吃，多運動」幾乎不可能執行，頂多撐個幾天，最後還是只能放棄，開始放任自己拚命地吃，運動就更別想了，結局當然只會更肥胖。

由於飲食環境的影響，肥胖年齡層逐年下降，現在滿街都是挺著大肚子或水桶腰的肥胖年輕人（常看見他們在吃到飽餐廳排隊，卻鮮少看到他們出現在運動場），如同小兒子最胖時期的身材。

我們先別談論健康，年輕人最注重外表，相信沒有任何年輕人願意肥胖，我小兒子算是最幸運的人了，我不僅把他的腰圍變小，還找回他的健康。那麼，其他肥胖的年輕人呢？誰來幫他們？少吃、多運動？減肥聖經？

大腦有「用進廢退」之說，身體也有用進廢退的問題，若是放任身材橫向發展，最後只會吸引疾病的青睞，除此之外並沒有任何好處。

因此，現在起重建良好生活習慣，透過練習來調整飲食與身體的平衡關係，希望藉由這本書給予讀者、大眾一份健康上的正向支持。

02

健康才是王道──我就是 5.0 ！

藉由「代謝矯正技術」的協助，逐漸地把鮪魚肚或水桶腰消除掉，同時逆轉「食癮風暴」，讓整個代謝恢復正常，血糖、血脂與血壓都會慢慢恢復到正常狀態！

「我就是5.0！」將是未來健康減重、成功控制胰島素者，最好的口號！

透過「代謝矯正技術」，除了能夠幫忙逆轉代謝失調，成功控制體重，更有助於慢性病的預防。

這需要更多的臨床實驗來印證，以下彙整「代謝矯正技術」的實際應用成果，以及成功案例的現身說法。

代謝矯正技術的實際應用

◆預防肥胖

如果你現在尚未肥胖，這項技術可以協助你「預防肥胖」！

曾有世貿展的模特兒前來尋求協助，看起來都不胖，只是她們的身材是靠著拚命節食而勉強維持，每一個都餓得兩眼發昏。當我把她們的胰島素調降下來，消除了「食癮風暴」的影響，她們便可以很容易就維持姣好的身材。

◆**有效減重，不復胖**

目前已經肥胖的人，可以藉由這項技術的協助，進行安全、有效、低門檻的減重計畫，讓體重和體脂順利減下來。

同時，由於食慾降低了，飲食型態也會跟著轉變，就可以抗拒飲食環境的誘惑，加上身上的肥胖訊號變得相當敏銳，身體不會讓已經瘦下來的體重再隨便胖回去，終於可以破除「復胖」的魔咒。

◆**代謝症候群防治**

由於「食癮」的滾雪球效應，中年肥胖者通常代表身上的「食癮風暴」已經相當巨大，整個代謝失調情況已經很嚴重，身體已經被「食癮風暴」傷害超過三、四十年了。

藉由「代謝矯正技術」的協助，可以逐漸地把鮪魚肚或水桶腰消除，其中以消除腰部脂肪的效果最好；同時，由於逆轉「食癮風暴」，讓整個代謝恢復正常，三高情形都能獲得良好改善，血糖、血脂與血壓都會慢慢恢復到正常狀態！

當然，由於中年肥胖族群的代謝情況較差，加上年齡較長，導致基礎代謝率較低，中年族群的減重通常要花費較長時間，也需要更大的耐心。

◆預防慢性病

身上的「食癮風暴」會把人一步步推向慢性病爆發的危機，當整個「食癮風暴」被逆轉，就會逐漸減少傷害，並且一步步遠離慢性病的威脅，血糖會回復到理想的狀態，讓自己真正遠離糖尿病。

此時，無論腦血管或心臟冠狀動脈，不會再繼續硬化、堵塞下去，降低並防止血栓形成，減少罹患腦心血管疾病的危險。

如同上面所述，當肥胖消失了，飲食型態跟著轉變，你開始喜歡運動、流汗，最後，體質也轉變了，癌症將會拒絕上門。

◆輔助治療

醫師治療疾病通常不會只依靠藥物，還會加上一些營養劑或飲食控制，作為輔助醫療，「代謝矯正技術」也可以在輔助醫療上發揮良好的功效。

藉由「代謝矯正技術」的輔助，未來在第二型糖尿病治療策略上，或許會產生很大的變革。

現在許多罹患腦心血管疾病的病患，第一次的腦中風或心肌梗塞被救回來了，但他們還是有可能死於第二次或第三次的腦中風或心肌梗塞！原因在於，現在的腦心血管疾病治療只能防止血栓堵塞血管，卻無法停止「食癮風暴」的繼續傷害。

這些曾經中風或心肌梗塞的病患，心血管系統的機能本來就很脆弱，哪裡經得起「食癮風暴」繼續不停地傷害，當然就很容易再次爆發，差別只在於第一次成功被救治，但第二次或第三次就不能保證了！

我就是「5.0」！——代謝矯正技術，成功逆轉食癮風暴

◆健康見證人01：佛系減肥，也能成功！（雅雯女士）

我是住在台中的雅雯，二〇二〇年四月份開始接受蕭院長「代謝矯正技術」的協助，加上調整飲食，讓我在短短一個月內就瘦了五．四公斤，整個人縮小了一號。

「代謝矯正技術」的塑身效果真的很好，我不只瘦了，還更加年輕漂亮，周遭親友們都紛紛問我，到底是怎麼瘦的？因為從小就是肉肉的身材，現在可是成年以來最瘦的時候了。從來沒想過自己會越來越逆齡，真是太令人開心了！

目前我的胰島素也維持在四．八，代謝非常正常，遠離了罹患糖尿病的危險性，擺脫食癮風暴的危機。

我會繼續接受「代謝矯正技術」的協助，維持良好的飲食習慣，讓自己代謝更正常、身體更健康。這樣的減重方式真是太「佛系」了，我會再繼續努力，以便達到自己理想的體重。

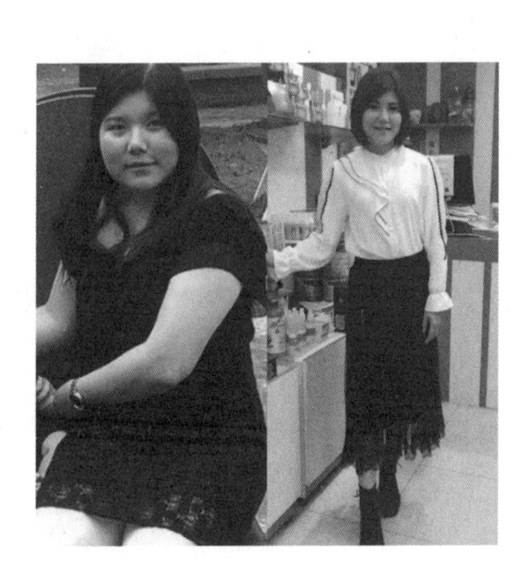

圖 6-2
雅雯女士矯正前後對照圖

◆ 抽血檢驗報告數值

檢驗項目	檢驗值	單位	參考區間
一般生化項目			
AST/SGOT 肝酵素	18	U/L	10-42
ALT/SGPT 肝酵素	24	U/L	10-40
y-GT 肝膽酵素	14	U/L	F:<38
Protein,total 總蛋白	6.2	g/dL	6.0-8.3
Albumin 白蛋白	3.9	g/dL	3.5-5.3 BCG
Globulin 球蛋白	2.3	g/dL	2.0-3.5
A/G ratio	1.7		1.2-2.0
BUN 尿素氮	7.6 *	mg/dL	9.0-23.0
Creatinine 肌酸肝	0.73	mg/dL	Female:0.50-1.10
eGFR 估計腎絲球過濾率	93.93	mL/min/1.73m2	>60.00
Uric acid 尿酸	4.6	mg/dL	Female:3.0-6.6
Glucose AC 飯前血糖（NaF）	85	mg/dL	70-99
Hb A1c 醣化血色素	5.6	% of Hb	4.0-6.0
Triglyceride 三酸甘油酯	88	mg/dL	<150

Cholesterol 膽固醇	182	mg/dL	<200
HDL-Cho 高密度膽固醇	77	mg/dL	>40
LDL-Cho 低密度膽固醇	87	mg/dL	<130
LDL-C/HDL-C	1.1	Ratio	<3.6
T-CHO/HDL 動脈硬化危機率	2.4	Ratio	<5.0
Insulin 胰島素（Bayer）	4.8	mU/L	3.0-25.0
鏡檢－尿液 尿液化學試紙檢查			
Color 顏色	Yellow		Pale to Dark Yellow
Clarity 性狀	Clear		Clear
Specific Gravity 比重	1.012		1.003-1.035
pH 酸鹼度	6.0	pH	4.6-8.0
Glucose Urine 尿糖	Negative		Negative
Protein 尿蛋白	Negative		Negative
Occult Blood 潛血	Negative		Negative
Urobilinogen 尿膽元	≦ 1.0	mg/dL	≦ 1.0,Normal

Nitrite 膽紅素	Negative		Negative
Nitrite 亞硝酸鹽	Positive *		Negative
Ketone 酮體	Negative		Negative
Leu.Esterase 白血球脂酵素	Negative		Negative

採檢時間：2021/06/29

◆健康見證人02：晉升逆齡肌，成功擺脫呼吸也會胖的惡夢！（可欣女士）

我從十八歲就開始減重，可說什麼方法都嘗試過了，曾試過極端節食，也吃過減肥藥……，但是只要恢復飲食，或是停止使用藥物就會復胖，甚至更胖。因此，一直以為自己屬於肥胖體質，如同一般人常說的「我連吸空氣都會胖」，加上我又是個很愛吃的人，又不愛喝水，似乎注定了這樣的命運。後來，有個契機開始接受蕭院長「代謝矯正技術」的協助，把自己的胰島素調降下來，加上每天大量喝超過三千毫升的飲水量，這樣的改變讓我獲益良多。

首先當然是體態變苗條，短短五個月就瘦了十公斤，臉色變得非常紅潤，原本屬於乾性膚質，現在就算不擦保養品，皮膚也不會乾裂，臉上永遠「澎皮Q彈」，完全沒有人家所謂減重會變老跟變醜的狀態，反而是逆齡。

最讓我感動的是，一直以來的睡眠困擾竟然不藥而癒，失眠至少糾纏長達五年以上，最高紀錄是四十八小時完全沒有睡意，而且身體仍然處於亢奮狀態。那段時間真的很害怕夜晚的來臨，沒想到「代謝矯正技術」和多喝水的方式，加上提早吃晚餐，竟然把我的失眠治好了！現在，每當遇到朋友跟粉絲，一定會跟他們分享矯正胰島素跟多喝水的好處，現在我也讓小孩執行這樣的飲食方式，小孩體質也跟著變好了。

很難置信的是，一個年近五十歲的女人可以越活越年輕，真心感謝蕭院長的無私分享。

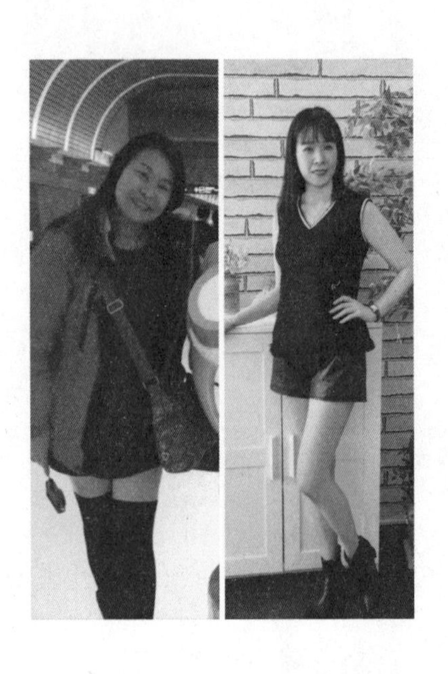

圖 6-3
可欣女士矯正前後對照圖

◆抽血檢驗報告數值

檢驗項目	檢驗值	單位	參考區間
一般生化項目			
AST/SGOT 肝酵素	31	U/L	10-42
ALT/SGPT 肝酵素	31	U/L	10-40
y-GT 肝膽酵素	28	U/L	F:<38
Protein,total 總蛋白	7.2	g/dL	6.0-8.3
Albumin 白蛋白	4.5	g/dL	3.5-5.3 BCG

Globulin 球蛋白	2.7	g/dL	2.0-3.5
A/G ratio	1.7		1.2-2.0
BUN 尿素氮	9.6	mg/dL	9.0-23.0
Creatinine 肌酸肝	0.74	mg/dL	Female:0.50-1.10
eGFR 估計腎絲球過濾率	89.75	mL/min/1.73m2	>60.00
Uric acid 尿酸	5.4	mg/dL	Female:3.0-6.6
Glucose AC 飯前血糖（NaF）	83	mg/dL	70-99
Hb A1c 醣化血色素	5.0	% of Hb	4.0-6.0
Triglyceride 三酸甘油酯	66	mg/dL	<150
Cholesterol 膽固醇	190	mg/dL	<200
HDL-Cho 高密度膽固醇	66	mg/dL	>40
LDL-Cho 低密度膽固醇	106	mg/dL	<130
LDL-C/HDL-C	1.6	Ratio	<3.6
T-CHO/HDL 動脈硬化危機率	2.9	Ratio	<5.0
Insulin 胰島素（Bayer）	5.1	mU/L	3.0-25.0

鏡檢—尿液 尿液化學試紙檢查			
Color 顏色	Yellow		Pale to Dark Yellow
Clarity 性狀	Clear		Clear
Specific Gravity 比重	1.017		1.003-1.035
pH 酸鹼度	5.5	pH	4.6-8.0
Glucose Urine 尿糖	Negative		Negative
Protein 尿蛋白	Negative		Negative
Occult Blood 潛血	Negative		Negative
Urobilinogen 尿膽元	≦ 1.0	mg/dL	≦ 1.0,Normal
Nitrite 膽紅素	Negative		Negative
Nitrite 亞硝酸鹽	Negative		Negative
Ketone 酮體	Negative		Negative
Leu.Esterase 白血球脂酵素	Trace *		Negative

採檢時間：2021/09/01

◆健康見證人03：不當藥罐子，成了糖尿病的拒絕往來戶！（渝雯女士）

我真的可以不用再當藥罐子！

在二十八歲那年，因為工作壓力太大導致常常胃痛，當時又一直吃胃藥來抑制胃痛，隔沒幾年，整個內分泌嚴重失調，仍是一直靠藥物來壓抑。

記得三十三歲那年，梅尼爾氏症發病之後，我的藥就沒有斷過了，吞藥真的就像在吃飯一樣，當時主治醫師告訴我：「這種症狀一定要長期吃藥控制！」以前醫學常識不夠，心想醫師所說都是正確的，所以每天照著醫囑吃藥來控制病情。

結果，短短的半年之內，我的體重從四十八公斤一路胖到五十六公斤。

我的食量並不大，卻在半年內胖了八公斤，那時候沒有意識到是藥物的關係，只覺得怎麼少吃還會胖？那段時間也試過很多減重方法，想讓自己瘦下來，因為感覺自己身體越來越差，一定要減輕身體的負擔，可是一直找不到可以成功瘦身的方法。

一直到去年九月份，朋友介紹我聽了蕭院長的演講，才瞭解到原來肥胖是因為藥物導致身體代謝異常，胰島素失調所造成的結果。心想：「如果是這樣的話，那麼我的肥胖是不是有救了？」

記得蕭院長提醒進行「代謝矯正技術」要多喝水，我試著耐心執行，在正確時間飲食，吃飽就停，還有每天喝足大量的水。如此執行一個月以後，體重從六十九公斤降到六十四公斤，整整降了五公斤。

現在已經執行一年了，朋友看著我的飲食內容都覺得非常訝異，都在問：「妳確定妳是在減肥嗎？」很多人都有錯誤觀念，認為減肥期間的食物需要受到限制，蕭院長卻打破了這個迷思，跟我們分享：「減重期間，飲食一定要均衡。」

整整一年內，成功減掉十六公斤，同時，身體代謝也變好了，這就是蕭院長所說的「要治本，而不是治標」，找對了方法，才是正確減肥之道。

我的朋友也曾經問過我：「這樣子的減肥方法健康嗎？」那我就證明給他們看！

經由抽血檢驗報告，證明我的身體非常健康，胰島素四・二、糖化血色素五・五，現在成了糖尿病的拒絕往來戶。

從來沒有想過，代謝異常對身體的影響有這麼大，真的很感謝蕭院長「代謝矯正技術」的協助，讓我可以找回健康的身體，也讓自己瘦得漂亮，找回自信與神采。

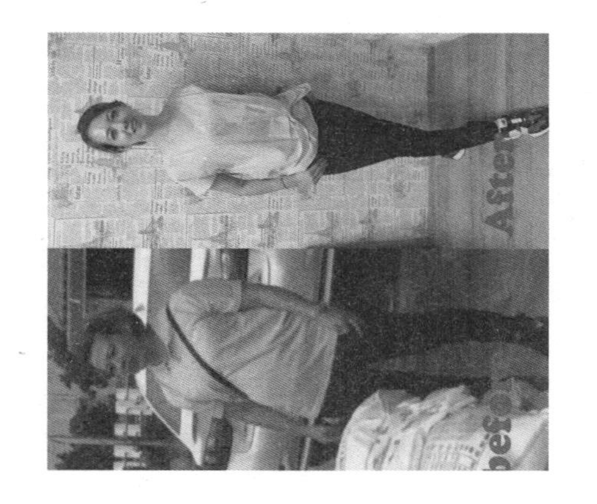

圖 6-4
渝雯女士矯正前後對照圖

◆ 抽血檢驗報告數值

檢驗項目	檢驗值	單位	參考區間
一般生化項目			
AST/SGOT 肝酵素	13	U/L	10-42
ALT/SGPT 肝酵素	6 *	U/L	10-40
y-GT 肝膽酵素	11	U/L	F:<38
Protein,total 總蛋白	6.9	g/dL	6.0-8.3

Albumin 白蛋白	4.3	g/dL	3.5-5.3 BCG
Globulin 球蛋白	2.6	g/dL	2.0-3.5
A/G ratio	1.7		1.2-2.0
BUN 尿素氮	7.4 *	mg/dL	9.0-23.0
Creatinine 肌酸肝	0.67	mg/dL	Female:0.50-1.10
eGFR 估計腎絲球過濾率	101.26	mL/min/1.73m2	>60.00
Uric acid 尿酸	4.4	mg/dL	Female:3.0-6.6
Glucose AC 飯前血糖（NaF）	98	mg/dL	70-99
Hb A1c 醣化血色素	5.5	% of Hb	4.0-6.0
Triglyceride 三酸甘油酯	98	mg/dL	<150
Cholesterol 膽固醇	177	mg/dL	<200
HDL-Cho 高密度膽固醇	47	mg/dL	>40
LDL-Cho 低密度膽固醇	118	mg/dL	<130
LDL-C/HDL-C	2.5	Ratio	<3.6
T-CHO/HDL 動脈硬化危機率	3.8	Ratio	<5.0
Insulin 胰島素（Bayer）	4.2	mU/L	3.0-25.0

採檢時間：2021/08/11

勵行代謝矯正力，我就是5.0！

「蕭院長，謝謝您，讓我重返苗條身材，擁抱健康人生！」每每見到成功者的回饋，總是讓我充滿感動，說起來，我反而非常感謝她們。

特別是上面三位女士，願意現身說法，分享她們的減重經驗。

以上三位都是非常成功的減重案例，雖然提供了「代謝矯正技術」的協助，但因為她們具有良好減重態度與配合度，每天遵行多喝水，提早吃晚餐，吃飽就停等等小原則，才能獲得美好的成果。

她們從原本肥胖的體態變成非常苗條，有了一百八十度的大轉變，由於血中胰島素降低了，食量都明顯減少很多，自動傾向清淡食物，也自動拒絕三高飲食，在她們的身上再也看不到食癮風暴。

她們不僅體態改變了，連膚色也變紅潤了，更重要的是，三個人的抽血檢驗報告全部都是藍色的（其中幾項採＊字符號標示，其實是數值低於正常值，代表比一般人還要健康），代表身體非常健康，胰島素都低於五．〇，糖化血色素也都在正常值內，成功擺脫糖尿病的威脅。

膽固醇、三酸甘油酯、高密度脂蛋白膽固醇、低密度脂蛋白膽固醇等血脂肪指數也都很正常，代表腦心血管疾病的危險性非常低，她們都是「胰島素5.0健康族」，不僅是漂亮寶貝，還是健康寶寶。

看了她們的減重成果和抽血檢驗報告，內心突然一陣悸動，這份感動來自於，她們很驕傲地向我證明：我就是「5.0」！

「永遠苗條，真正健康」絕對不是夢想，她們真的做到了，也希望不久的將來，能夠看到更多的「胰島素5.0健康族」，每個人都能夠遠離肥胖與慢性病的威脅，這才是國家之福。

Part 7

醫學大黑洞，食癮風暴帶來的健康省思

衛生福利部公布二〇二〇年十大死因，其中和血管老化息息相關的病變，就佔了四種，分別是：心臟疾病（第二名）、腦血管疾病（第四名）、糖尿病（第五名）、高血壓性疾病（第七名），歸根究柢的元凶正是食癮，實在令人不得不防。

01

擺脫食癮，迎接新三高幸福人生

一旦身體發生病變，勢必增加醫療支出、工作受到影響，價值觀也將受到挑戰，幸福人生的基礎仍需建立在「健康的身體」上面。

認真說起來，「三高」最早源自日本民間用語，作為擇偶的主要條件：高收入、高學歷、高身長的意思，是一種夢想的追求。

在台灣經常說的「三高」則是指——高血壓、高血糖、高血脂，並且衍生出可怕的併發症，成了國人致命元凶，則是大家避之唯恐不及的惡夢。

飲食亂了套，引發血管老化問題

因應時事和潮流，挑選另一半條件已經有所改變，如今有「新三高」的說法——價值觀（katikan）吻合、金錢（kinsen）一致、雇用（koyou）穩定，當我們仔細觀察，一旦身體有所病變，勢必增加醫療支出、工作受到影響，價值觀也將受到挑戰，原本心心念念的追求也將變得難以企及，正因為一切生活的基礎需要建立在「健康的身體」上面。

由此可知，我們必須更務實地看待整件事，唯有擺脫舊三高，才能迎接新三高的幸福人生。

衛生福利部公布二〇二〇年十大死因，其中和血管老化息息相關的病變，就佔了四種，分別是：心臟疾病（第二名）、腦血管疾病（第四名）、糖尿病（第五名）、高血壓性疾病（第七名），歸根究柢的元凶正是食癮，實在令人不得不防。

當我們從「食癮」的角度來探討現代人的健康危機，代謝疾病發展大致分為三個時期：「年輕肥胖時期」、「中年肥胖時期」、「慢性病時期」等三大階段，說到底都是飲食失序惹的禍。

如果能從「年輕肥胖時期」就先阻斷這條致病路徑，就能避免往下發展，藉此逆轉身體危機，重回健康之列。

大體而言，現代醫學普遍關注於「慢性病時期」的治療，如果只是單純因為肥胖問題而就醫，醫師通常會建議「少吃、多運動」，這樣當然無法真正將疾患一勞永逸，代謝失調的情況還會越來越糟。

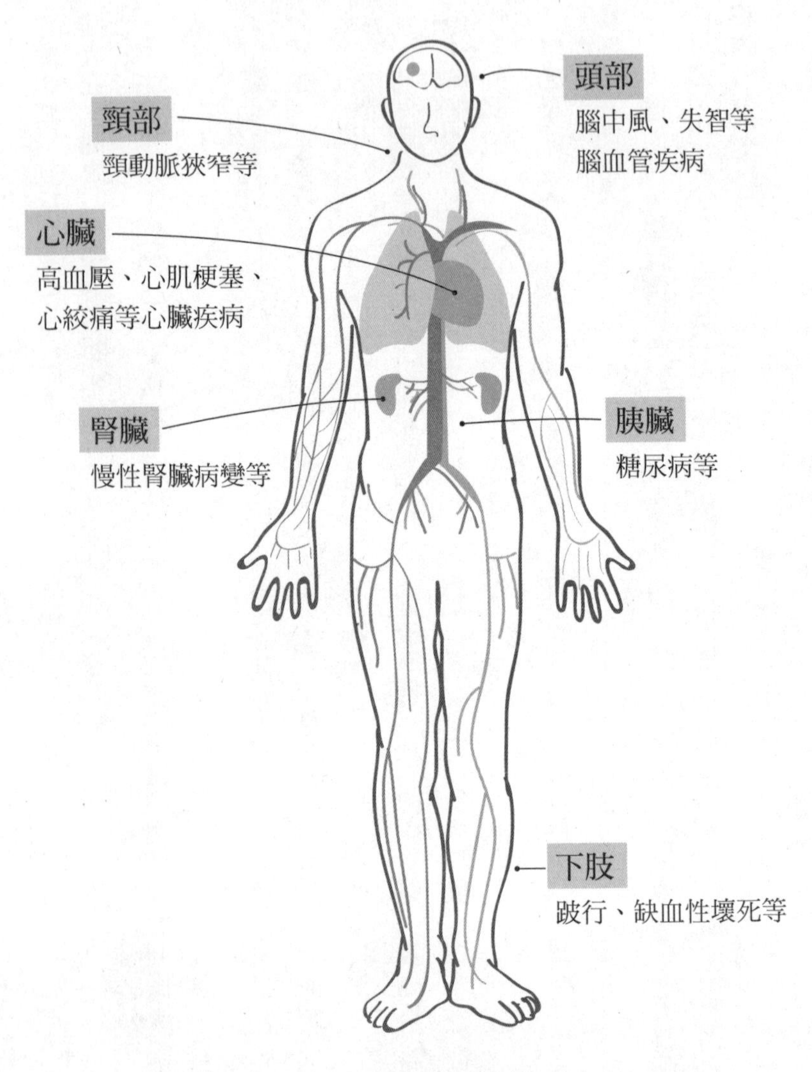

圖 8-1 血管老化堵塞導致全身性病變

疾病為求控制，成了行走的藥罐子？

如果你已經符合並且被認定為代謝症候群，醫師就會進一步檢驗血糖、血脂與血壓，如果檢驗數據超過健保給付標準，醫師則會開立相關藥物，來加以穩定上述的失衡情況，為了持續與完整的控制，便需要長期的服用或是施打藥物，成了行走的藥罐子。

然而，這些診治都停留在「治標」階段，若是依舊甩不掉身上的肥胖問題，任由「食癮風暴」持續加劇發展，不斷地傷害身體各個器官，成為一名慢性病患也只是遲早的事情。

新聞跑馬燈時常有類似的報導出現，哪個名人或藝人因為突發性腦中風或心肌梗塞被送往加護病房，最後宣告不治的消息，令人相當難過。

面對急診室的病人，因為職責所在，醫療團隊當然會盡全力搶救，健保也會有所給付。只是無論藥物或手術，依然是在解決眼前問題而已，難保往後不會再次上演緊急情況，第一次也許救活了，第二次誰都不敢保證。

但是，我們現在可以做出選擇，不要讓自己有機會走到這步田地。

一般而言，感冒是由病毒感染所引起，咳嗽、流鼻水、喉嚨痛、發燒則屬於「症狀」，病毒感染才是真正「病因」；相對地，肥胖、血糖失控、血脂失調等只是「症狀」，真正「病因」其實是胰島素失調！

假使我們把疾病發展期比喻成一條河流，現代醫學主要掌管「下游」的事情；若是把疾病的發展期形容成一棵巨樹，現代醫學主要處理「枝葉」的部分，而非「根或樹幹」。

這也能夠解釋為何醫院的分科如此細碎？如同用手術刀把一個人分切成好幾塊，面對眼前一大堆科目，民眾經常也會搞不清楚自己該掛哪一科？原本只是單純的「胰島素失調」的問題，演變到最後成了慢性病階段，而衍生出一大堆的身體疾病！

我的母親，現代醫學的受害者

我的母親正是現代醫學的典型受害者，由於家族遺傳，她從年輕時期就已經有肥胖問題。一路走到了中年，她開始出現高血壓症狀，於是，成了定期到心臟科門診報到、服用降血壓藥物的那群人之一。

事情發展至此才是開始，而非結束。緊接著，她又出現心臟肥大的問題，於是藥物的種類與數量越來越多。

就在這個期間，由於肥胖長期壓迫到脊椎，長期感到劇烈疼痛，身體也站不直了，為此接受過腰椎手術，然而手術情況不甚理想，術後整整臥床好幾個月，過程中光是止痛劑就不知吃了多少。後來，因為肥胖長期壓迫，我母親只好接受人工關節置換手術。

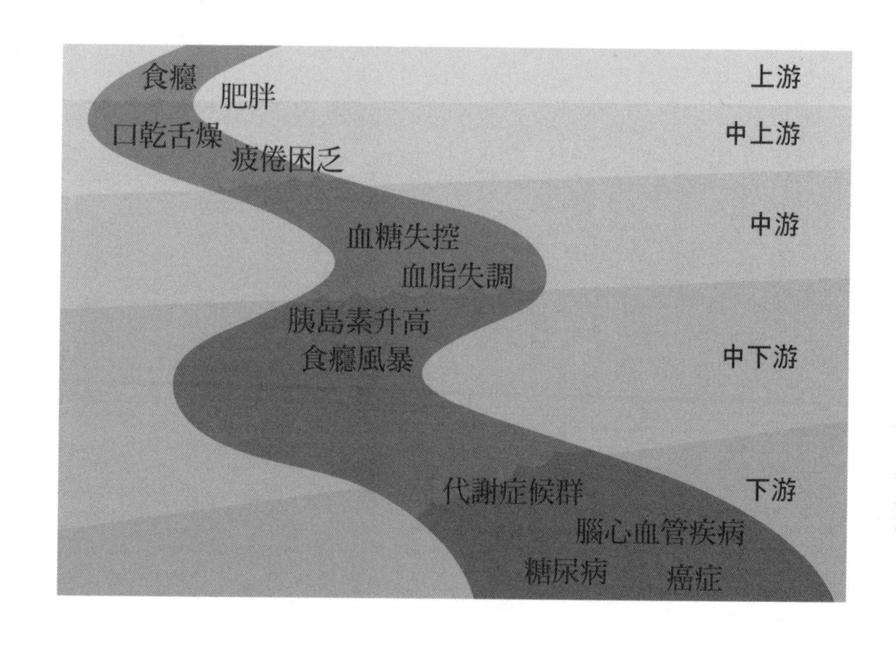

圖 7-2　「食癮風暴」疾病發展河流示意圖

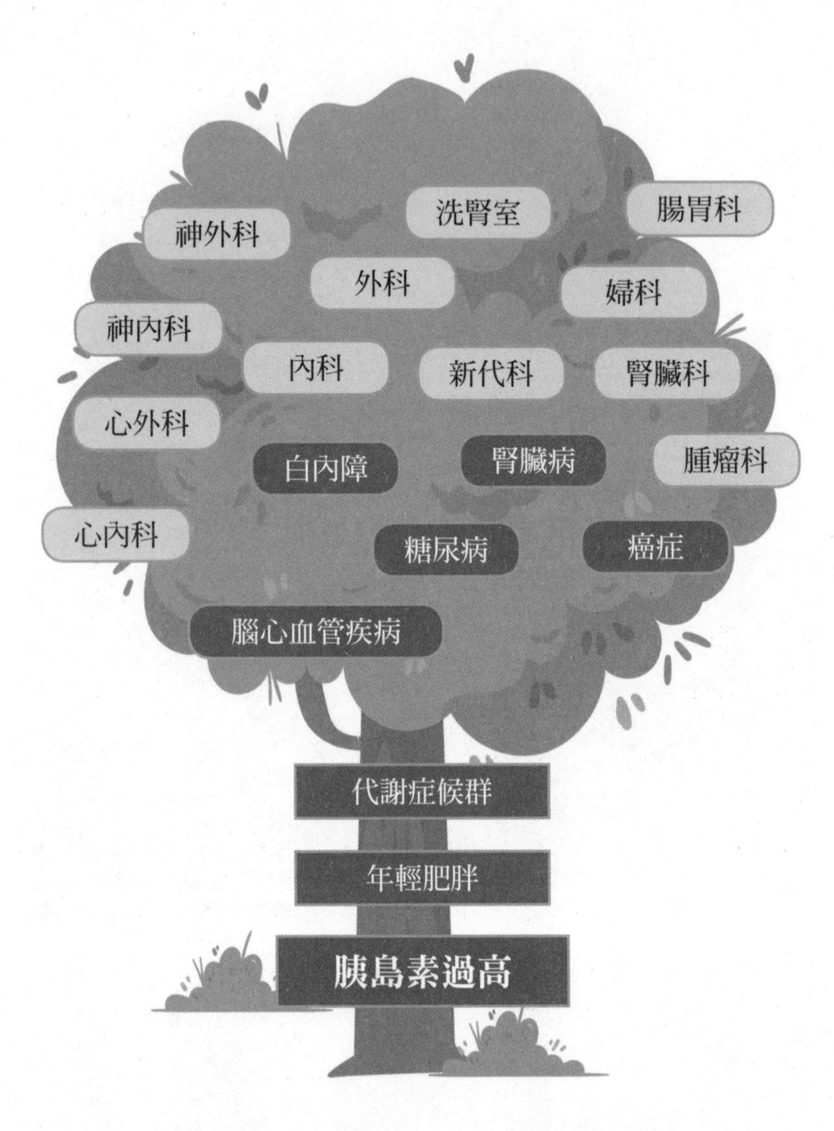

圖 7-3 「食癮風暴」疾病發展樹示意圖

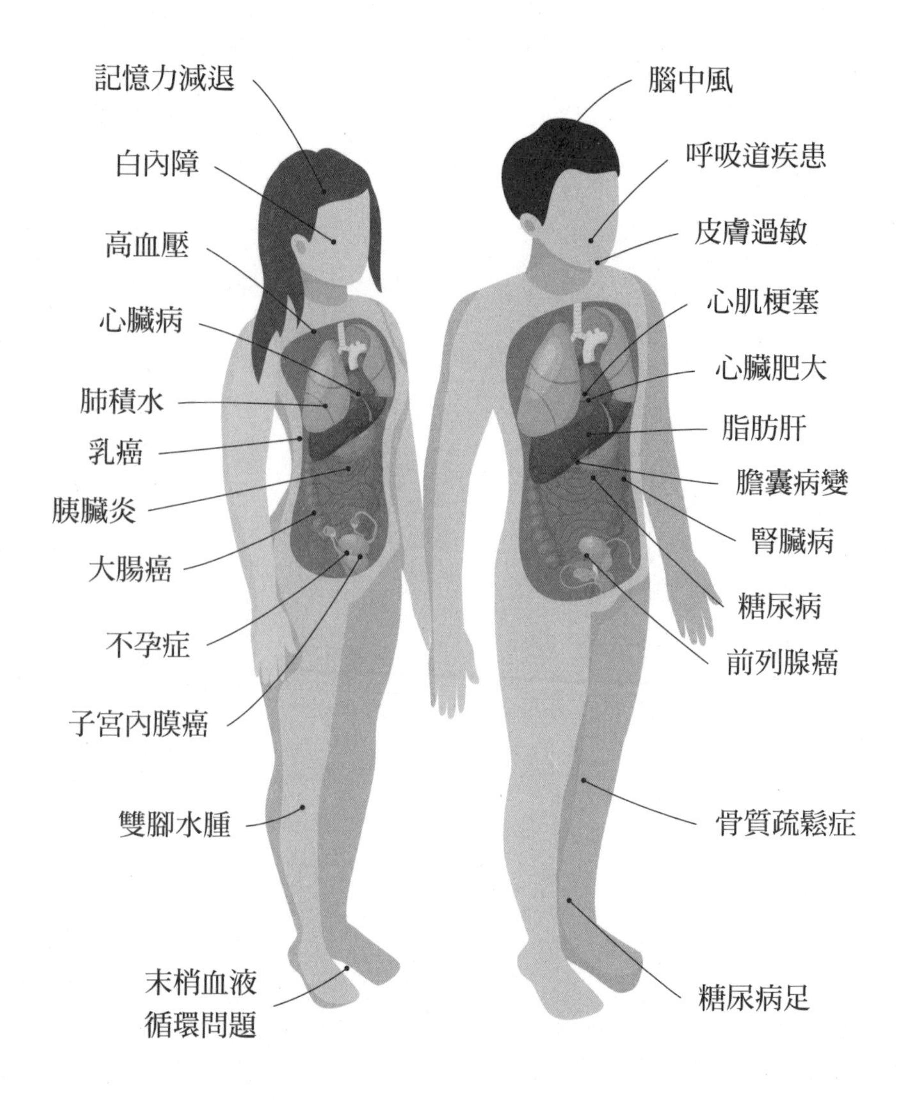

圖 7-4 因肥胖導致的相關身體病變

隨著時日逾久，高血壓與心臟肥大的狀況更加惡化，間接導致肺積水無法排除，又需入院治療。過去，只要母親住院往往弄得全家人仰馬翻。直到前幾年，年歲已屆八十的她，身體已經無法站立，日常起居完全需要外傭協助。

由於長期缺乏活動，加上身體機能加速老化，代謝狀態非常差，而且長期服用大量藥物，導致心臟越來越無力，雙腳水腫情形非常嚴重，根據那時的檢驗報告，腎臟功能指數很差，腎臟科醫師認為已經接近必須洗腎的階段，每天都必須服用利尿劑來減輕水腫症狀。

二十多年前，母親第一次到醫院看心臟科拿降血壓的藥物，高血壓問題依舊存在，心臟問題也越來越嚴重，期間看過的科別可說琳瑯滿目：腦神經外科、骨科、腎臟科、肝膽腸胃科、皮膚科等，感冒時還找過家醫科、耳鼻喉科，一路吃過的藥物，大概可以用「公斤」來計算了！

身為兒子的我，心疼之餘，也為此感到相當無力。眼中所看到的母親，身體狀況卻是越來越差，原本只是單純的高血壓問題，如今竟然嚴重到必須走上洗腎一途，任誰也會於心不忍。

現代醫學或許延長了她的生命，延長的卻是「失能期」，而非「健康期」，長期承受疾病的痛苦與折磨，在她身上完全看不到健康的希望……，難道是我們對於現代醫學抱持過度的期盼？依此治療模式所換來的結果，只能暫時排除痛苦，卻無法恢復根本上的健康？

我們不妨想想，像我母親這樣必須長期接受醫療的病患有多少？最大獲利者除了藥廠之外，病人、家屬、政府、醫學界、健保制度可說都是輸家！

我常這麼感嘆：「現代醫學不是不好，只是不足。」因為現代醫學屬於「治療醫學」，在疾病發生後進行醫治與搶救，是非常重要的一環。

這個世界上有這麼多生病的人，假使沒有現代醫學的救治，會是多麼可怕的一件事。然而，人們對於健康的追求，應該要走到更前端來解決問題，正所謂「上醫治未病」的預防醫學階段。

未病先防是日常養生之道，微病早治，趕緊斷除病根，避免繼續惡化下去，同時預防疾病的復發與副作用。

回過頭來說，假使現代醫學能夠正視「食癮風暴」的影響，啟動早期疾病預防的工作，進行代謝症候群防治，終止肥胖危機等，才是全民的福祉。

02

打開健保潘朵拉，全民健康乃根本之道

台灣健保相對便宜的原因，造成內部財務失衡、醫療人員的心理壓力與報酬等問題，更是浮上檯面……。

台灣醫療保健制度的完善，相信舉世皆知，許多到訪的外籍人士不免讚嘆。醫院的密度之高、品質與速度都正在邁向頂級醫療水平，特別是二〇二〇年爆發新冠肺炎疫情（COVID-19）以來，全民上下總動員，台灣醫護團隊成為我們最堅實的後盾。

疾病內耗，全民健保恐不保？

根據二〇一九年美國商業雜誌《CEOWORLD》「健康照護指數」調查報告，台灣在八十九個國家中排名首位，在另一個全球數據網站Numbeo，台灣更是蟬聯二〇一九年、二〇二〇年的醫療保健指數冠軍。

優良的醫療品質可說舉世皆知，然

而，以「增進全體國民健康」為目標的全民健康保險，儘管國人的滿意度持續上升，實際上卻面臨許多困境，值得令人省思的是，健保相對便宜的背後，就是一直被低估的醫療成本，造成內部財務失衡，特別是人口老化帶來的醫療需求提升，健保成本長期高於收入的成長率，以及醫療人員的心理壓力與報酬等問題，更是浮上檯面……。

二〇一七年起，健保開始呈現入不敷出的現象，就像月光族一般，收入始終趕不上支出，根據健保署統計，二〇一九年台灣「十大燒錢疾病」全年醫藥費都超過百億元，其中的糖尿病高達三百億元、高血壓約一百四十多億元、慢性缺血性心臟病約一百二十二億元。全民健康保險會資料也指出，二〇一九年健保支出總額已正式突破七千億元，不久之後恐將衝破一兆元，可怕的財務缺口將牽動未來的走向。

全民健康保險醫療費用協定委員會對此祭出「總額給付制度」，目的也只為自保，因為若是不採取這樣的制度，健保恐怕朝不保夕！

二〇一九年健保十大疾病排行榜

排名	疾病項目	醫療費用	就醫人數	人均就醫費用
第一名	慢性腎臟疾病	約 533.16 億元	39.7 萬人	13.4157 萬元
第二名	糖尿病	約 309.6 億元	153.6 萬人	2.150 萬元
第三名	齒齦炎及牙周疾病	約 180 億元	906.1 萬人	1987 元
第四名	齲齒	約 166.5 億元	577.9 萬人	2880 元
第五名	高血壓	約 140.2 億元	179.3 萬人	7829 元
第六名	到院抗腫瘤治療	約 134 億元	7.7 萬人	17.3783 萬元
第七名	呼吸衰竭	約 125.1 億元	4.1 萬人	30.2361 萬元
第八名	慢性缺血性心臟病	約 122.7 億元	38.2 萬人	3.2083 萬元
第九名	思覺失調症	約 115.1 億元	10.8 萬人	10.8473 萬元
第十名	支氣管及肺癌	約 110 億元	6 萬人	18.3000 萬元

台灣健保醫療費用總額成長表

年份	金額	較前一年成長率
2015年	5908.4億	3.43%
2016年	6195.5億	4.912%
2017年	6545.1億	5.642%
2018年	6853.4億	4.711%
2019年	7153.5億	4.41%
2020年	7526.4億	5.237%

*資料來源：全民健康保險會

食癮社會，通往慢性病的失速列車

在「食癮風暴」的推波助瀾之下，國內有一半以上的中壯年都是「代謝症候群」人口，這些人處在「等生病」的階段，隨時都可能爆發成為慢性病。

一旦慢性病連環引爆，每年將會增加為數可觀的新患病人潮，加上原有病患需要長期追蹤、接受醫療，蠟燭兩頭燒的雙重壓力之下，健保署在有限的保費內，只能限定一定額度供所有醫院瓜分。

面對僧多粥少的窘境，醫療給付自然每況愈下，醫師與醫療人員的收入也將越來越低，卻得負擔更大的工作量。於是，如今五大科都招不到醫師，因為這些從業人員幾乎都轉至醫美了，每日打扮光鮮亮麗，輕鬆又多金！

只是，隨著「食癮風暴」的影響越來越劇烈，加上肥胖危機、超高熱量的飲食環境、食安問題等衝擊，健保窟窿將會越來越大，這是「食癮社會」必然面臨的問題，連美國這樣的強國也支撐不了這個健康破口，根據統計美國醫療支出即將突破每年四兆美元，百分之二十的ＧＤＰ都要投入健保的無底洞！

記得美國流傳一則諷刺的笑話：「有位工人被機器絞斷兩根手指，醫師卻問他：『你要先接中指，還是食指？因為健保只能幫你接一根指頭！』」當我們對應到真實人生，台灣的健保到底還能支撐多久？沒有人知道，民眾難道只能自求多福嗎？最好的方式，也許是別讓自己搭上乘載慢性病患的失速列車。

生死無法改變，老病卻有扭轉之機

現代社會幾乎每個人都有胰島素過高的問題，彷彿身上潛藏一個「食癮風暴」不斷地肆虐，大家似乎都走上這一條路——年輕時期很愛吃、容易胖，而且往往瘦不下來，中年時期變成代謝症候群，漸漸罹患慢性病，全身上下充滿大大小小的問題。

人生至此，除了每天吃藥之外，邁入老年時期就須以輪椅代步或倒臥病榻，最後在病痛中憾然離世。

生、老、病、死似乎是一條定律，沒有人可以違背，也沒有人可以躲避得掉。然而，當我們仔細觀察、推敲，就會發現原來除了「生」、「死」無法改變，「老」、「病」卻有著扭轉之機。

我們可以延緩老化，現今科技研發出許多抗老化產品，都可以讓民眾延緩老化的發生，我們也可以防病為先，透過定期身體檢查、基因定序、遺傳學等，做好養生對策，就能及早預防疾病的發生。

既然談到身體檢查，這邊不免做出提問：「你知道自己的胰島素多少嗎？」相信知道的人非常有限。

記得每次受邀演講的時候，我都會趁此機會詢問台下的聽眾：「知道自己血糖多少的人，請舉手？」許多人舉手。當我再次問道：「知道自己膽固醇多少的人，請舉手？」同樣有很多人舉手了。當我繼續追問：「有沒有人知道自己胰島素多少？」結果全場你看我、我看你，竟然沒有半個人舉手！

原因非常簡單，現在醫院或健檢中心根本很少幫民眾檢查胰島素，當然就很少人知道自己的胰島素是多少。

每個人都應該檢查胰島素！

當醫院根本很少幫民眾檢查胰島素，就連治療糖尿病需要注射胰島素時，也沒有先檢查胰島素來進行監控，這樣的治療流程不免令人堪慮。

過去醫學教育的養成，沒有接觸到「胰島素過高」的問題，大部分醫師的觀念，仍舊停留在——胰島素不足會造成第一型糖尿病，而胰島素只有過低的問題，沒有過高的問題。然而，真的是這樣嗎？

當食慾、肥胖、代謝症候群、糖尿病、腦心血管疾病、癌症等都是由於「食癮風暴」導致胰島素失調，所造成的可怕結果，現代醫學怎麼能完全忽略胰島素失調帶來的不良影響？臨床上沒有進行胰島素檢查，甚至連收費高達數萬元的高級健檢也很少列入胰島素的檢查項目。

我深切認為，胰島素過高的問題，根本完全被醫學界所忽視，才會形成現代醫學的大黑洞！

瞭解自己胰島素有多少，是很重要的一件事，檢查胰島素其實很簡單，空腹抽血檢查即可（詳情可詢問聯合醫事檢驗中心UCL）。

胰島素與食癮程度、肥胖程度、慢性病危險性成正比，胰島素只要超過七，慢慢地就會有食癮效應，胰島素越高，食癮就越嚴重；體內脂肪越多的肥胖者，胰島素就越高，通常在二十以上，中年肥胖族群則會高達三十以上。

胰島素越高，就表示罹患糖尿病、腦中風、心肌梗塞的危險性也越高。

如果你知道自己的血糖與胰島素值，還可以運用公式來計算胰島素阻抗值，胰島素阻抗值越高，代表罹患糖尿病與腦心血管疾病的風險，將跟著大大提升，不可不慎。

胰島素阻抗（HOMA-IR）檢測值是關鍵！

胰島素阻抗是什麼？原來是糖尿病的最早警示。臨床上，當胰島素阻抗指數（HOMA-IR）大於或等於2，即代表胰島素阻抗，糖尿病風險也隨之增加，需開始注意自己否有血糖的問題。胰島素阻抗是什麼？糖尿病前期又是什麼？用飲食、運動逆轉糖尿病。

◆**胰島素阻抗指數（HOMA-IR）檢測算式：**

（空腹血糖值 × 胰島素分泌量）÷ 405 = 胰島素阻抗指數

＊血糖單位是 mg/dl

＊胰島素單位 mIU/L

檢測意義說明：評估胰臟穩定血糖的能力，作為糖尿病的早期檢測指標之一。

＊胰島素阻抗指數（HOMA-IR）≦1.4：正常

＊胰島素阻抗指數（HOMA-IR）1.5－1.9：輕微胰島素阻抗

＊胰島素阻抗指數（HOMA-IR）≧2.0：嚴重胰島素阻抗

Part 8

代謝矯正技術，逆轉食癮風暴

當第一代減肥觀念（節食減肥）與第二代減肥觀念（體重管理）已經證明執行門檻過高，很難長期執行，間接導致復胖率高達百分之九十五，這兩代的傳統減肥觀念顯然已不符合想減肥者的需求，整個減肥觀念必須做一個很大的調整。

01

第三波減肥革命，代謝矯正不復胖

「代謝矯正技術」則採取全新的思維，完全針對治療肥胖真正原因（治本觀念）所研發出來的一項全新減肥方法。

當我耗費八年的時間完成了「食癮風暴」理論，也瞭解胰島素代謝失調才是導致肥胖真正的元凶，我決定以「食癮風暴」理論為基礎，來發展一套安全、有效，又能促進健康的減重技術。

第三波減肥革命：代謝矯正技術

如今，已有廠商根據我的研究理論，完成了這項技術的研發，這項技術所應用的核心理論就是「逆轉食癮風暴」，我也決定把這項嶄新的減重技術，定名為「代謝矯正技術」（Meta-adjustment Technology）。

當第一代減肥觀念（節食減肥）與第二代減肥觀念（體重管理）已經證明

執行門檻過高，很難長期執行，間接導致復胖率高達百分之九十五，這兩代的傳統減肥觀念顯然已不符合想減肥者的需求，整個減肥觀念必須做一個很大的調整。

「代謝矯正技術」則採取全新的思維，完全針對治療肥胖真正原因（治本觀念）所研發出來的一項全新減肥方法。

因此，無論在觀念或執行方法都存在著很大的差異化，所以我把這項嶄新的減肥技術稱之為「第三波減肥革命」。

這項代表「第三波減肥革命」的「代謝矯正技術」兼具非常多的優點，以下一一介紹。

◆逆轉食癮風暴

肥胖的真正原因，就是胰島素過高所引發的食癮問題，進而導致發展成整個「食癮風暴」的滾雪球效應，讓肥胖進入惡性循環，越胖的人，代謝越是失調，越胖就越會吃，當雪球越滾越大的結果，就是造成肥胖更趨嚴重，終至無法回頭。

當我們越是想要成功減重，一定要先消除食癮，想要消除食癮，就必須降低胰島素！

「代謝矯正技術」的原理就是要做到「逆轉食癮風暴」的效果，原本越滾越大的雪球，讓它越滾越小，最後讓整個食癮風暴完全消失，讓身體的代謝恢復正常。當食癮消除之後，你就不容易再復胖了。

◆「抽衛生紙」取代「壓衛生紙」

「代謝矯正技術」以「疏通脂肪」的方法，取代「對抗脂肪」的方法。

如果把身體的脂肪形容成整疊的衛生紙，傳統減肥方法就如同在「壓衛生紙」，壓衛生紙觀念採取對抗的方法，因此，傳統減肥藥物都很強烈，副作用很大（例如：雞尾酒減肥法、泰國減肥藥、諾○婷等）。

當我們把手壓下衛生紙的時候，整疊衛生紙會立刻被壓扁，一旦把手放開，整疊衛生紙又會立刻恢復原狀，正如傳統減肥方法，一旦停止使用藥物，體重會立刻回彈，甚至比原來更胖。「復胖」一直是傳統減肥方法，無法克服的障礙。

相反地，「代謝矯正技術」採取非常溫和的「抽衛生紙」觀念，抽衛生紙不需要太過用力，可以很優雅一張一張抽取，隨著時間拉長，整疊衛生紙將會被抽光，也不會再次回彈。

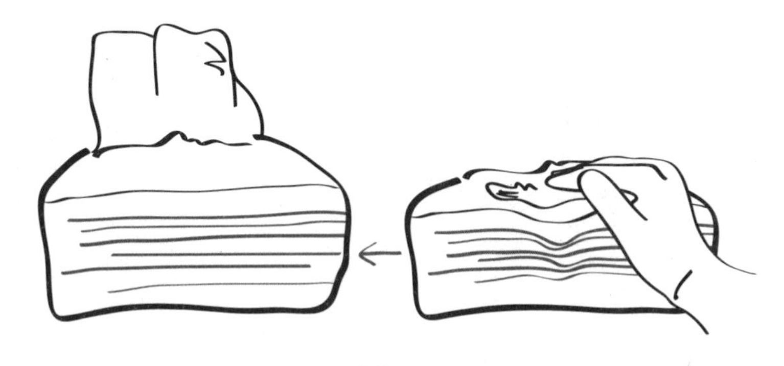

圖 8-1
壓衛生紙連續示意圖

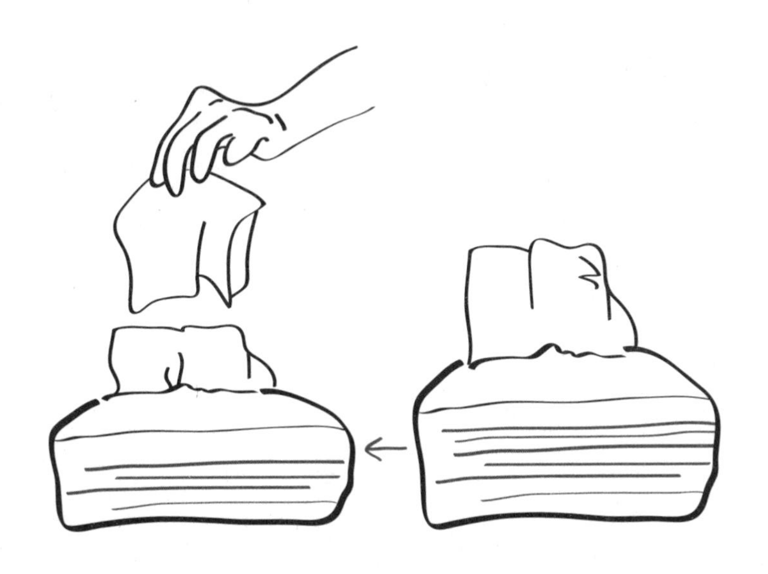

圖 8-2
抽衛生紙連續示意圖

由於「抽衛生紙」的觀念，採取非常溫和的疏通策略，一來不使用任何強烈藥物，二來可以避免體重反彈。因此，當初設計「代謝矯正技術」的配方時，就完全採用百分百天然草本原料配製而成，同時著重解決「復胖」的問題。

◆高安全性

我一向堅持：任何減肥方法，都必須把「安全性」擺在第一位考量。安全性甚至必須凌駕在有效性之上，必須先求安全，再求效果。

「代謝矯正技術」完全採用天然草本製成，非常溫和，幾乎沒有任何會讓人不舒服的副作用，這跟傳統減肥產品有著很大的差別。

第一個使用這套減重技術的人，就是我本人，第二個則是我的小兒子（頁一三六），如果連我跟我的小孩都使用，大家應該可以相信這項技術的安全性吧！

◆完全合法

「代謝矯正技術」的配方已經過國內SGS檢驗中心檢測完成，證實不含任何塑化劑、毒性重金屬、西藥、減肥藥、農藥等有害身體的成分，大腸菌含量的檢測也在安全範圍內。

SGS檢驗結果顯示，這項技術不僅安全性很高，而且所使用的天然草本成分完全符合衛生福利部的法規，更沒有添加任何減肥藥物或減肥藥物的類緣物，是一項完全合法的產品。

◆**高效性**

經由使用者的反應，「代謝矯正技術」已證實是一項高效性的技術，無論在燃燒脂肪、矯正代謝、降低胰島素、降低食慾、改善胰島素阻抗、改善瘦體素抗性、防止復胖等，都表現出非常優異的效果。

◆**低門檻**

「代謝矯正技術」強調不限制飲食，不強制運動。

我通常只會要求做到一句八字訣：「吃飽就好，不吃宵夜！」

有些使用者還會問我：「院長，減肥還可以吃飽啊？」我都千篇一律回答：「吃啊，吃飽就好，但不要吃撐了。」其實，當幾天之後，血中胰島素降下來，食慾就會大幅下降了。

雖然強調不強制運動，但還是鼓勵運動。總之，這是一項最容易執行的減肥方法，想減肥的人幾乎不須做任何的改變，就可以長期執行下去。

一項減肥方法可以被長期執行，正是預防復胖的重要關鍵，「低門檻」關係減重成功與否的重要因素。

02

鉗子理論，讓食癮風暴無法興風作亂

「代謝矯正技術」第一項技術就是「胰島素矯正技術」，負責調降血中胰島素，改善食癮效應與肥胖體質，同時改善胰島素阻抗。

「代謝矯正技術」是由兩項技術所組合而成，各別負責不同「矯正代謝」的任務。

這兩大配方聯手就如同一支強而有力的「鉗子」，緊緊夾住「食癮風暴」，讓它無法動彈，進而縮小，乃至消失，這就是所謂的「鉗子理論」（Pliers Theory）。

「代謝矯正技術」的第一項技術就是「胰島素矯正技術」，它負責調降血中胰島素，改善食癮效應與肥胖體質，同時改善胰島素阻抗、降低血糖；第二項技術就是「脂肪燃燒技術」，主要負責燃燒脂肪、減肥、改善瘦體素抗性。

「食癮風暴」裡的四個小風暴：食癮效應、肥胖、胰島素阻抗、瘦體素抗性，會受到這兩大技術的作用越變越小，整個「食癮風暴」當然也會跟著縮小，甚至消失。當身體代謝越來越正常，不僅可以順利減重，減重後也不容易復胖。（圖8-4）

降低血中胰島素，調控血糖

「胰島素矯正技術」最主要的兩大作用在於：降低血中胰島素（胰島素過高正是引發食癮風暴的原因），以及調控血糖。

可以這麼說，當初設計這項配方最主要目的，就是要「逆轉」或「消除」食癮風暴，而整個食癮風暴又跟血糖調控有著密不可分的關係。所以，最後整個「胰島素矯正技術」的研發方向，同時朝著「降低血中胰島素」與「調控血糖」兩大目標來設計。

因此，「胰島素矯正技術」不僅可以用於減重，也是控制糖尿病的輔助配方，讀者可以在本書看到這項技術運用在糖尿病案例的成果。

「胰島素矯正技術」使用的天然草本原料，主要經由特殊栽培與特殊萃取的高純度桑葉萃取物，搭配白腎豆等多種輔助草本原料製作而成。

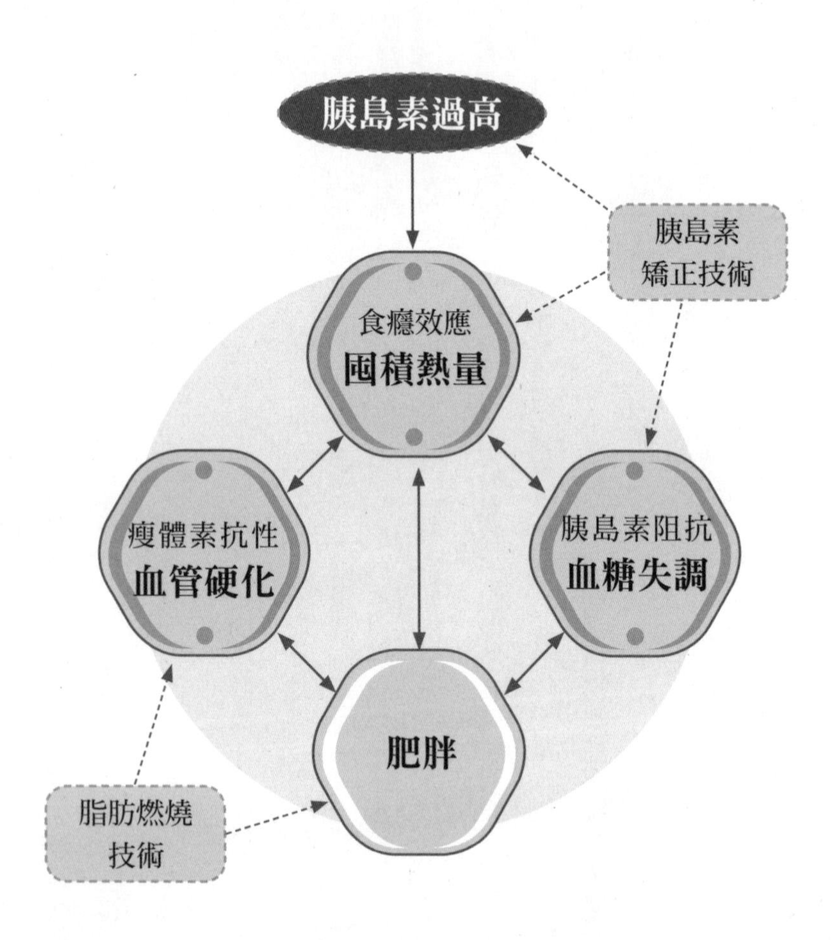

圖 8-3 代謝矯正技術的鉗子理論

◆「胰島素矯正技術」的應用原理：

・雙道糖切技術：阻斷百分之七十糖分的吸收

讀者想要瞭解「胰島素矯正技術」雙道糖切的技術原理，須先認識身體吸收糖分的機轉，身體要吸收糖分，必須經過幾個分解的步驟。

如果現在吃了米飯或麵包，這些主食的主要成分就是澱粉，澱粉是一種多醣體，也就是數十個葡萄糖所串起來的構造，澱粉首先必須經過唾液內的「澱粉酶」的分解，把多醣的結構切成雙醣，也就是兩個葡萄糖結合而成的結構。

這時候身體還無法吸收，因為人體腸道只能吸收單一葡萄糖，在人體腸道有一種分解酵素，稱為「雙醣酶」，雙醣酶會把雙醣再切成單一葡萄糖，這些單一葡萄糖就會經由小腸吸收，進入血液成為血糖。

如果攝取的是簡單的雙醣，例如：甜食或甜飲料裡所加的白糖，就是蔗糖，蔗糖是雙醣結構，根本不需經由澱粉酶的分解，直接由雙醣酶分解就可以被吸收，身體吸收雙醣比澱粉還快。

「胰島素矯正技術」採取了「雙道糖切技術」來阻斷糖分的吸收，第一道「糖切」是使用白腎豆來減少澱粉中糖分的吸收，白腎豆可以抑制唾液中「澱粉酶」的活性，減少米飯或麵包中的澱粉轉成雙醣。

第二道「糖切」則採用特殊栽培和特殊萃取技術所取得的高純度桑葉萃取物，來執行這項最重要的工作。桑葉所含的有效成分（DNJ），可以有效抑制腸道雙醣酶的活性，一旦雙醣酶的活性降低，大部分的雙醣無法轉變成單一葡萄糖，小腸只能吸收一小部分葡萄糖，飯後血糖就不會再快速飆升了，胰島素也就不需大量分泌，血中胰島素也就可以迅速降低。

這項從桑葉與白腎豆所萃取的特殊活性成分，可以有效阻斷絕百分之七十來自於米飯、麵食、甜食，或甜飲料中所含的糖分，就是因為這項特別的技術，讓減重得以邁入一個全新的里程碑。

我認為為何有些人（例如：健康人瑞們）處在現代飲食環境下，依然可以維持一輩子苗條與健康？為何這些人都不會受到現代飲食的傷害？他們都只吃七分飽，箇中原因就是：他們腸道的「雙醣酶」的活性特別低，有可能來自家族遺傳，使他們腸道的「雙醣酶」的基因非常隱性，非常鈍。

這種體質的人較不會利用糖分的熱量，如果他們是活在遠古時代，食物極度缺乏的時期，可能是最早被淘汰的一群；但時空的變換之下，處在現在極度優渥的飲食環境下，當別人又胖又生病，他們的身材與健康卻因為這項特殊體質，反而受到很好的保護。

・改善胰島素阻抗

「胰島素矯正技術」的「雙道糖切技術」，對於改善「胰島素阻抗」有很大的貢獻。因為經過阻糖的作用，飯後血糖不會再飆升，胰島素就不需大量分泌，血中胰島素降低了，就不會持續再燒毀胰島素受體（鑰匙孔），胰島素阻抗就可以獲得大幅改善。

除了「雙道糖切技術」可以有效地改善胰島素阻抗，桑葉和芭樂葉所含的黃酮，也有助於增加胰島素受體的生成，可以很快恢復胰島素受體的數量。此外，降低的胰島素，可以防止有限的胰島素受體被繼續燒毀，兩個方向同時進行，可以讓胰島素受體的數量很快恢復，迅速改善胰島素阻抗。

這項技術對於糖尿病患是一項很大的福音，我曾經運用「胰島素矯正技術」作為輔助食療，才花了不到半年的時間，就讓一位胰島素打了二十幾年的糖尿病患可以不用再施打胰島素，血糖完全恢復正常！

◆脂肪燃燒技術，全面圍堵肥胖

・糖切技術：阻斷百分之七十的糖分吸收

「脂肪燃燒技術」也有採用桑葉萃取物，來阻斷絕百分之七十來自於米飯、麵食、甜食或甜飲料中所含的糖分。

桑葉所含的有效成分可以有效抑制腸道雙醣酶的活性，一旦雙醣酶的活性降低，小腸就無法快速吸收葡萄醣，飯後血糖就不會再快速飆升，胰島素也就不需大量分泌，可以有效降低胰島素，消除「食癮風暴」。

・油切技術：阻斷百分之三十的脂肪吸收

這項油切技術主要應用仙人掌纖維，來吸附大約百分之三十飲食中所含的脂肪成分，每克脂肪所含熱量高達九大卡，阻斷脂肪吸收，可以有效減少飲食總熱量。

最棒的是，合併前述桑葉有效成分的糖切效果，兩者聯手總共可以阻斷約一半的飲食總熱量。

現在讀者應可瞭解，為何這項減重技術可以門檻低到不需限制飲食的原因了吧！這也是我僅會要求「吃飽就好，不吃宵夜」的依據，因為在正常飲食的狀況下，你所吸收的飲食總熱量已經降到一半。

・阻斷新脂肪形成

從海藻膠所萃取的有效成分，可以有效抑制 DGAT-1（Diglycerol acyltransferase 1）酵素的活性。

由於造成身體肥胖的脂肪成分稱為「中性脂肪」，也就是我們常說的三酸甘油酯，人體製造三酸甘油酯必須經過一大串的生化反應，最後一道生化反應必須經由 DGAT-1 酵素催化，它如同足球賽中的守門員一般，一旦經過 DGAT-1 酵素所把關的最後一道關口，許許多多晶瑩剔透的中性脂肪就會囤積在脂肪細胞內，讓你身上的每一個脂肪細胞渾圓飽滿，當然你的身材也會相對渾圓飽滿起來。

人體儲存脂肪沒有極限，再多的脂肪也容納得下，因為一旦脂肪量太多了，脂肪細胞就會自動一個變兩個、兩個變四個……，現在已經有從海藻萃取的成分，可以有效抑制 DGAT-1 酵素的活性，大幅阻斷脂肪的合成。

前面提過，DGAT-1 酵素很活躍的人，就是屬於「喝水也會胖」的類型，DGAT-1 酵素很鈍的人，就是屬於「怎麼吃都不會胖」的類型，藉由海藻膠的協助，讓 DGAT-1 酵素變成很鈍，可以有效防止脂肪的合成，讓你變成「怎麼吃都不會胖的人」。

・提升基礎代謝率

採用特殊的辣椒品種所萃取的高純度辣椒素，可以有效地提升基礎代謝率，把身上多餘脂肪迅速燃燒掉，讓人模擬睡覺或休息時，也如同在快走或慢跑，由於基礎代謝率有效提升，脂肪便可以迅速燃燒。

「脂肪燃燒技術」的整體效益

◆逆轉食癮風暴

運用這項特殊桑葉的技術，可以阻斷大約百分之七十的糖分吸收，防止飯後血糖急速飆升，也可以有效降低血中胰島素。

一旦降低血中胰島素，就可以「逆轉」胰島素風暴，減少胰島素風暴的傷害。更重要的是，由於肥胖體質的改善，身體不再產生「慢性飢餓」效應，同時，也會開始喜歡「低糖、低脂、低熱量」的飲食型態，食量也會大幅下降。整體效應與作用之下，終於可以抗拒周遭超高熱量飲食環境的誘惑，可以有效防止復胖。

◆大幅降低飲食熱量

藉由這項技術的協助，成功阻斷百分之七十糖分的吸收，相當於——吃一碗飯，實際上只吸收三分之一碗飯（其餘都經由排泄或代謝出去了），或是吃一個麵包，實際上只吸收三分之一個麵包而已。

加上油切的協助之下，阻斷百分之三十油脂的吸收，總體飲食吸收的熱量剩下一半，這是多棒的技術。無怪乎執行者會對我說：「蕭院長，這真的可以吃飽，又可以達到節食的效果耶！」

這項技術不需嚴格限制飲食，不僅可以大幅降低飲食熱量，還能達到「低門檻」，更讓人驚喜的是，容易長期執行。

◆有效調降「設定點」，避免溜溜球效應

藉由糖切與油切兩項技術的合併作用，大約可以減少一半飲食總熱量，加上胰島素代謝改善，食慾大幅減低的作用，飲食量大約會降低為原本食量的一半，這幾項效應的作用下，就算是正常飲食，飲食總熱量也可以降到原本的四分之一上下。

長期降低飲食總熱量，可以有效調降設定點，身體就會認定「你並不需要這麼多的熱量儲存」。此時，身體認定的安全體重，就會越來越低，設定點會越來越低，體重減輕以後，也就不容易產生「溜溜球」效應（設定點降低，身體就會「同意」減輕的體重），減重後便不容易復胖。

◆身上脂肪「只進、不出」，變成「只出、不進」

胰島素會抑制脂肪的分解，降低血中的胰島素，可以讓脂肪重新被移出來分解利用，加上 DGAT-1 酵素的活性被有效抑制，可以阻止新脂肪的生成。

原本肥胖者的脂肪呈現「只進、不出」，轉變成「只出、不進」的情況。

◆治本 VS. 治標，防止復胖

一反傳統減肥方法，仍停留在「治標」的觀念，「脂肪燃燒技術」運用全面防堵策略，結合尖端的科技，終能達到「逆轉」食癮風暴的目標，把「治標」提升到「治本」的層級。

「治標式減重」保證復胖，復胖的問題一直是減重者無法克服的障礙；「脂肪燃燒技術」靠著「逆轉」胰島素風暴（降低血中胰島素）、防止溜溜球效應（大幅減低飲食總熱量），以及可以長期執行（低門檻）等多方面的努力，終於可以有效對付「復胖」的問題。

「脂肪燃燒技術」可以說是在防止復胖議題上，努力做出最大改善的減重新技術，因為這項技術，減肥者一直無法突破的「復胖」魔咒，終於可以被破解。

建立正確減肥觀念

◆吃飽就好，不吃宵夜

儘管還是有不明就裡的人，提出質疑：「減肥竟然還可以吃飽？」但我仍嚴格要求八字訣——吃飽就好，不吃宵夜！

「吃飽就好」的最大目的，就是不要盲目地節食，節食會導致基礎代謝率大幅降低高達百分之四十以上，導致減肥後很容易復胖。另一個目的，則是不要讓減肥者的生活習慣改變太多，任何改變都需要適應，大家都害怕改變，這是人性，不要做太大的改變，才是符合人性，也才能被長久執行。

我通常採取「立法從寬，執法從嚴」的原則，因此特別要求：「一旦吃飽，連一口都不要多吃。」吃飽就好，絕對不要吃撐。

吃飽了，代表身體需要的熱量與養分都足夠了，吃飽後，多吃任何一口，除了讓人肥胖之外，沒有任何好處。所以，吃飽就好，不是讓你吃撐。

台灣許多婦女的肥胖，就是因為「撿菜尾」（把剩菜吃光）才會變胖的，明明已經很飽了，為了節省不浪費食物，把泡在炒菜油裡的剩菜全部吃光，經年累月之下，怎麼可能不發胖呢？

最正確的減肥觀念應該是，一旦感覺吃飽了，就要對自己說：「我不再需要任何一口食物，它只會讓我發胖，對身體一點好處都沒有。」我們必須開始學習，如果吃飽了，就要厭惡食物，把食物從眼前推開，尤其更切忌「撿菜尾」的行為。另外，參加減肥計畫，切記盡量不要吃宵夜，宵夜是最容易肥胖的一餐。

◆不是很胖了，才要開始減肥！

一般民眾的觀念可能是：「真的胖到受不了、看不過去了，再開始來減肥吧！」

最新的觀念，應該是：「千萬不要等到很胖了，才要開始減肥！」因為一旦開始肥胖，就會導入惡性循環。

「食癮風暴」效應只會越來越大，雪球越滾越大，往後減肥就得更加費力。因此，當食慾湧上來，身體開始有發胖傾向時（代表胰島素已經失調），就應該趕快進行代謝矯正。

所以，最正確的減肥觀念，應該是——減肥應該越早越好，當食慾湧上來的時候，就應該進行減肥（預防肥胖），而不是等到很胖了，才要開始減肥，並且把「預防勝於治療」奉為至理名言。

◆最後防線：兩公斤

從現在起，最好天天量體重、測量體脂率。你可以在房間準備一台體重體脂計（市價約幾千元），每天早上睡醒，上完廁所後，固定穿最少的衣物測量體重（即採取定時、定裝的原則）。

雖然每天的體重會有高達正負一至兩公斤的變化，但是在定時、定裝的原則下測量，差距其實很有限；在定時、定裝的原則下，如果體重上升達兩公斤，就必須進入緊急狀態，立即進行減重計畫，絕對不要延遲，因為越晚就越難減重。此時的兩公斤，可以做為體重的最後防線。

◆減肥，是一種生活態度

「世界上沒有任何一種方法，可以幫你減肥，除了你自己！」任何人如果只寄望於減肥藥或減肥計畫，來幫你成功減肥，這是絕對不可能的事。

沒有任何一種減肥方法，可以幫你達成，民眾都應該有一項觀念，任何減肥藥物或減肥計畫都只是輔助，絕對不能只靠它們就想成功減肥，也唯有擁有了正向的生活態度，願意讓自己活得更健康、願意接受健康飲食、願意運動，減肥以後，才有可能長久維持，不再復胖。

許多民眾常常問我一個問題：「代謝矯正技術到底有沒有效？會不會復胖呢？」

我都是這樣回答：「雖然我可以幫你把代謝矯正回來，食慾、體重也會自動降低，但是，如果你還是選擇放任自己大吃大喝，那麼就連上帝也沒有辦法幫你減肥，更遑論不復胖呢？」

Part 9

「代謝矯正技術」的糖尿病輔助治療

現在的糖尿病治療，主張糖尿病患應盡早接受注射胰島素治療，隨著療程延長，通常胰島素施打的劑量也會越來越高，目的只是要讓血糖值壓下來，但是在我的看法，這樣的醫療方式具有很大的爭議。

01

這是真的？終於可以成功告別胰島素！

一般人可能不敢相信，但事實是打了二十年的胰島素，每天施打劑量高達七十四單位，居然可以不用再施打，而且血糖表現比一般人更正常。

「什麼？糖尿病可以不用打胰島素？」一名認識多年的友人輾轉聽到消息，特地跑來找我，相當驚嚇地看著我。

「你沒有聽錯，感謝代謝矯正技術，讓一個朋友成功免除終身扎針的痛苦！」

糖尿病老症頭，可能熬不過今年……

這是一則關於蘇振榮先生糖尿病治療的故事。

一個偶然的機會下，經朋友介紹認識了蘇先生，當時觀察他的神情非常落寞、精神萎靡，臉色也非常暗沉，皮膚病變很嚴重，雙手上都長出大片的黑色瘡疤，有些傷口還會滲出黏稠的液體。

他曾經因為血管嚴重堵塞，身上裝

著三根支架，總之，整個人看起來非常憔悴，身體很虛弱，典型老糖尿病患「風中殘燭」的表現。交談過程，蘇先生意志非常消沉，還時常嘆氣道：「我可能熬不過今年……。」

經朋友再三請託，我決定使用「胰島素矯正技術」作為輔助方式。

有鑑於蘇先生病情的嚴重性，謹慎起見，我特別商請代謝科醫師的好友，也就是本書的編審李天行醫師親自協助治療與監控。

這樣做，成功甩開糖尿病？

李醫師是國內糖尿病泰斗何橈通醫師（前榮總新陳代謝科主任、內科部主任、前陽明醫學院院長、前榮總醫學研究部主任）的得意門生，李醫師曾任榮總新陳代謝科醫師多年，目前擔任淡水竹圍鴻恩醫院的院長。

說實在的，如果沒有李醫師同意協助，我也實在不敢接下這份艱辛的任務，因為蘇先生的情況實在太過棘手。

蘇振榮先生在接受「胰島素矯正技術」輔助方式之前，已經在榮總與台大醫院接受長達二十年以上的治療，每天必須施打四次胰島素，施打的總劑量高達七十四單位，自從二〇一三年六月二日開始轉到竹圍鴻恩醫院，接受李天行醫師的治療，同時配合「胰島素矯正技術」作為輔助搭配，執行前先進行相關檢查。

接受治療第一星期，他的血糖立刻有明顯下降，不到十天，李醫師認為胰島素可減少至每天五十單位。這個期間，他的體力、精神與臉上的膚色明顯好轉，接下來的一個月整個改善更為驚人，他的臉上泛出健康人才有的紅潤膚色，精神、情緒變得非常好。

從第二個月起，他已經可以把施打的胰島素總計量降到每天四十單位，血糖持續明顯改善！

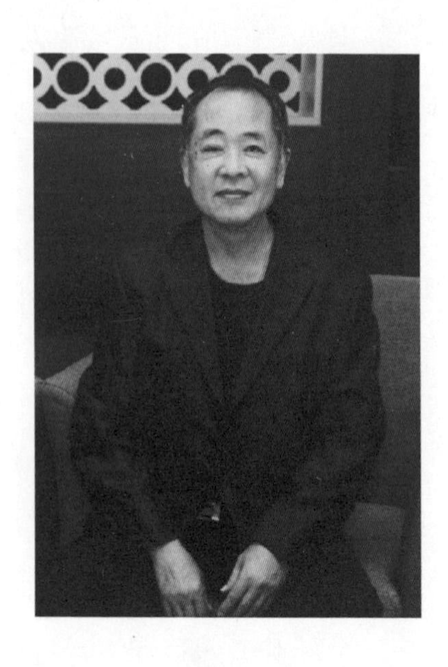

圖 9-1
蘇振榮先生執行
「代謝矯正技術」成果照

我終於可以不用再打胰島素了！

蘇先生維持這樣的輔助治療模式持續兩個月，搭配每天施打四十單位的胰島素，兩個月當中，血糖持續改善，已經從兩個月前的飯前血糖一八七、飯後血糖三一一（臺大醫院檢驗報告）下降至飯前血糖一一〇、飯後血糖一八四，糖化血色素（代表三個月的血糖平均值）從七・六降為六・六。

另一個更值得注意的是，他的胰島素從原本的三十・五降為一九・九（以上為聯合檢驗中心檢驗報告結果），顯示血中胰島素降低與他的血糖、糖化血色素的下降成正比。

到了第三個月，蘇先生胰島素施打的劑量已經可以降至每天十二單位，這個月起，李醫師特別開立延遲胰島素代謝的藥物來支持治療效果。

只是，蘇先生使用這項藥物才一個星期，就開始出現低血糖現象（我與李醫師的判斷是：血糖已經維持很正常，施打胰島素加上延遲胰島素代謝會導致血糖過低），經李醫師同意把胰島素完全停掉。自此，蘇先生打了二十年的胰島素，終於可以不用再打了！

一般人可能不敢相信，但事實是打了二十年的胰島素，每天施打劑量高達七十四單位，居然可以不用再施打，而且血糖表現比一般人更正常。

蘇先生的飯前血糖值呈現了令人興奮的數字：八十六 mg/dL，血糖完全正常，這對於現代醫學的糖尿病治療可謂不僅空前，而且是很大的顛覆。當蘇先生聽到李醫師告訴他：「可以把胰島素停掉，不用再打了。」他非常雀躍，也很興奮地對我大喊：「太棒了，謝謝您們，讓我終於可以不用再打胰島素了！」

四個月矯正治療，風中殘燭變生龍活虎

由於胰島素完全停止施打，蘇先生第四個月的血液檢驗報告，血中胰島素已經下降為八．四，飯前血糖維持在一〇五上下，飯後血糖幾乎都在一一〇至一五〇之間（接受治療期間，我特別要求蘇先生每天使用血糖機檢測每天的飯前與飯後血糖，並LINE給我參考，他的配合度也非常好），聯合檢驗中心的報告也顯示他的糖化血色素已經降至六．三，趨近正常值範圍（糖化血色素正常值為四．〇至六．〇）！

蘇先生接受「胰島素矯正技術」輔助方式，前後大約四個月的時間，原本每天要施打七十四單位的胰島素，治療一個月降為施打四十單位，治療兩個月降為施打十二單位，治療三個月已經可以完全不用再施打胰島素。蘇先生的空腹胰島素值從原本的三十．五（mU/L）下降至七．三（mU/L）。

隨著血中胰島素逐漸降低，蘇先生每一項糖尿病監控指標也跟著出現令人驚訝的改善：他的飯前血糖隨著胰島素的施打劑量漸少迅速改善，飯前血糖從原本的一八七（mg/

dL）下降至八十六（mg/dL），甚至比一般民眾的血糖值還要理想。

飯後血糖也從原本的三一一（mg/dL）下降至一〇八（mg/dL），顯示「胰島素矯正技術」的輔助治療成功阻斷飲食中的糖分，所以飯後血糖不再飆升，非常有助於胰島素代謝恢復正常；糖化血色素從原本的七・六（% of Hb）下降至五・六（% of Hb），可說已經完全恢復正常。

更令人驚訝的是，蘇先生生理上的轉變，原本如同「風中殘燭」的身體，皮膚潰爛、濕黏、膚色暗沉、神情低落、意志消沉，隨著「胰島素矯正技術」的輔助，並逐步減少胰島素注射量，皮膚的濕黏、潰爛狀況都不見了，甚至出現比常人更為紅潤的健康色，通常只有出現在長期泡溫泉的人才看得到，居然才治療短短一個月就開始在他身上呈現。

此後，他的體力恢復地更加理想，原本連站都站不起來，後來還經常跟著我們一起去郊遊，走起路來虎虎生風，完全恢復正常人的體力。許多許久不見他的朋友，看到他都嚇了一大跳，直呼：「這怎麼可能？才短短時間，簡直變一個人！」

蘇振榮先生的治療紀錄表

時間	飯前血糖	飯後血糖	糖化血色素	空腹胰島素	每天胰島素注射量
治療前	187	311	7.6	30.5	74
第二個月	110	184	6.6	19.9	40
第三個月	86	166	7.0	15.1	12
第四個月	105	108	6.3	8.4	0
第五個月	118	—	5.6	7.3	0

02

免除終身扎針，到底如何做到的？

由於「胰島素矯正技術」有效阻斷飲食中糖分的吸收，可以有效防止飯後血糖飆升，大幅調降血中胰島素。

「胰島素矯正技術」運用「雙道阻糖作用」來阻斷飲食中糖分進入血液。

經由「胰島素矯正技術」的輔助治療，蘇先生創造了前所未見的糖尿病治療奇蹟，顯示「胰島素矯正技術」在一定程度上彌補了現代糖尿病治療中很大的盲點。

成功阻斷糖分，決勝千里之外

第一道阻糖作用是應用白腎豆萃取物所含的有效成分（Phaseolin），來抑制唾液中的澱粉酶（Amylase）的活性，阻斷澱粉轉變成雙醣。

第二道阻糖作用是應用桑葉萃取物所含的有效成分（DNJ），來抑制小腸中的雙醣酶（Disaccharidase），阻斷雙醣（如蔗糖）或澱粉轉變成的雙醣成為單一葡萄糖，由於小腸只能吸收單一葡萄糖，運用這雙道阻糖作用，可以有效地減少腸道吸收糖分，減少飲食中糖分進入血液。

現代糖尿病治療藥物在「阻斷糖分吸收」的效果上很不理想，這正是「胰島素矯正技術」最大的優勢，本書編審李天行醫師也對此表示認同，與其讓大量糖分進入血中才要調降，不如在大量糖分進來之前就大幅阻斷，血糖自然就不會飆升，這就是所謂的「決勝千里之外」。

第二型糖尿病，可以完整控制？

蘇先生才接受「胰島素矯正技術」輔助方式短短三個月的時間，他打了二十年的胰島素已經可以完全不用再施打，而且隨著空腹胰島素值的降低（從原本的三十・五降至七・三），各項血糖指標（飯前血糖、飯後血糖、糖化血色素等）完全改善，甚至比一般人還正常，所有的生理現象、體力也完全改善，這不是正在接受傳統治療的糖尿病患所能想像的事。

由於「胰島素矯正技術」有效阻斷飲食中糖分的吸收，可以有效防止飯後血糖飆升，大幅調降血中胰島素，加上「胰島素矯正技術」的天然草本成分，還擁有許多其它的優點，包括：增加胰島素抗體的數量，強化胰臟分泌功能等等，可以有效改善胰島素阻抗。

這裡要再強調一次，血中胰島素過高會引發胰島素阻抗，導致胰島素作用失調，這正是引發第二型糖尿病的「真正病因」。

「代謝矯正技術」在蘇先生身上顯現的效果證實：第二型糖尿病是可以完整控制的！現代的糖尿病治療，醫師都在幫助調降血糖及糖化血色素，但是血糖過高、糖化血色素過高，只是糖尿病的「症狀」，就如同感冒時發燒、咳嗽、流鼻水等，都是感冒的「症狀」，病毒感染才是感冒的「病因」。

所以，現代的糖尿病治療以治標為主，「胰島素矯正技術」卻可以從「治療病因」著手，甚至達到「完整控制」的效果。

我以為，第二型糖尿病是可以被「有效逆轉」，糖尿病患不必要吃一輩子的藥，也不必要打一輩子的胰島素，不需要裝支架，甚至可以避免許許多多糖尿病的併發症，例如罹患白內障，或是需要洗腎，甚至搞最後得受截肢之苦！

治療糖尿病，胰島素檢查很重要！

在短短一個多月的輔助治療中，蘇先生原本如同「風中殘燭」的身體，出現比一般人更為紅潤的健康膚色，如同長期在泡溫泉的人，他的體力恢復得比預想的更理想，原本連站都站不起來，後來走起路來非常輕快，完全恢復正常人的體力。

我認為他會獲得這樣大的改善，主要原因在於身體的「能量運用恢復正常」。「胰島素矯正技術」的輔助方式，有效改善了他的胰島素阻抗，以前攝取的糖分，不能有效進入肌肉細胞內利用，肌肉細胞得不到足夠的能量，當然功能就會低下，也容易產生病變，這就是為何他的皮膚會出現病變的主要原因，沒有能量，體力、精神當然也會不濟。

藉由「胰島素矯正技術」的協助，身體的肌肉細胞能夠重新正常運用熱量，蘇先生整個身體才會產生明顯的好轉現象，這也充分說明為何蘇先生的臉上會泛出健康人才有的紅潤膚色，體力也能恢復成良好的狀態。

現在醫師很少為糖尿病患檢查胰島素，甚至施打胰島素時也不檢查，這會造成治療上很大的盲點。

從蘇先生的案例，發現他治療前的空腹胰島素高達三十．五 mU/L，但醫師仍然要求每天施打高達七十四單位的胰島素，血中胰島素過高會導致胰島素阻抗更為嚴重，所以，蘇先生的糖尿病控制得很差，各項血糖指標也很不理想，身體的生理機能、精神、體力自然不會好。

我想在這裡呼籲，胰島素檢查很重要，尤其是需要施打胰島素時，更需要檢查胰島素。

施打胰島素，具有爭議性？

現在的糖尿病治療，主張糖尿病患應盡早接受注射胰島素治療，隨著療程延長，通常胰島素施打的劑量也會越來越高，目的只是要讓血糖值壓下來，但是依我的研究看法，這樣的醫療方式具有爭議。

血中胰島素過高，導致胰島素阻抗更為嚴重，加上現在施打胰島素時，都沒有檢查胰島素，血中胰島素到底有多少都不知道？如此盲目地施打胰島素，實在是很危險的醫療措施。

蘇先生施打大劑量的胰島素長達二十年，空腹胰島素高達三十．五單位，血糖值與糖化血色素的控制很不理想，與此同時，他的身體狀況卻是每況愈下。

相反地，減少了胰島素的施打劑量，甚至到最後完全停止施打，不僅血糖值控制得更好，此時，整個身體的機能也都恢復良好，在在顯示出目前糖尿病治療方式，似乎有著很大的爭議空間。

當然，如果是第一型糖尿病患，本身無法分泌胰島素，或是第二型糖尿病末期病患，長期大量分泌胰島素導致胰臟衰竭，無法再分泌足夠的胰島素，也就是第二型轉第一型，這兩種情況當然都需要靠施打胰島素來支持療效，但這也需要依靠胰島素檢查，才能加以判斷。

綜合以上討論，我們可以發現，現行的糖尿病治療仍然存在諸多盲點，例如：缺乏有效阻斷糖分吸收的藥物、沒有進行胰島素檢查、施打胰島素沒有監控等等。

「只治標，不治本」的策略，或許是造成糖尿病需治療一輩子的重大原因，「胰島素矯正技術」彌補了現在糖尿病治療的盲點，而且完全針對糖尿病的「真正病因」，進行「治本」的矯正，加上有效運用胰島素檢查的協助，蘇先生的案例已經為我們證實：糖尿病是可以被完整控制的！

Part 10

搶救食癮一族，首推「胰島素 5.0」健康計畫

我特別規畫一套兼具體重管理、消除食癮、調降血糖、矯正代謝的「胰島素 5.0」健康計畫，並以「永遠苗條，真正健康」為核心目標。

01

最新健康指標：「5.0」！

有鑑於現代飲食的影響，如今儼然已成為典型的食癮社會。當你一一達成「胰島素 5.0」健康計畫的四大指標，意味著已經走在苗條又健康的道路上。

近年來，因為書籍的出版與推廣，獲得許多正面評價，持續受邀至企業單位演講，也時常以「胰島素5.0」研究中心院長、「胰島素5.0」健康學會秘書長的身分接受媒體採訪，暢談健康且成功的減重方法，經常受到熱烈回響。

當我演講開始的時候，不免很多聽眾都在台下交頭接耳、頻頻探詢：「什麼是『胰島素5.0』健康計畫？」聽完演講之後，聽眾彷彿找到一線曙光，露出豁然開朗的神情。

胰島素5.0，健康路上好夥伴

有鑑於現代飲食的影響，如今儼然已成為典型的食癮社會，每個人血中胰島素幾乎都過高，導致每個人都有不同程度的代謝失調。

根據資料統計，小小的台灣現在年輕肥胖人口超過百分之三十，中研院研究報告也顯示中年肥胖人口超過百分之五十，第二型糖尿病患超過一百五十萬人以上，因此我特別規畫一套兼具體重管理、消除食癮、調降血糖、矯正代謝的「胰島素5.0」健康計畫，並以「永遠苗條，真正健康」為核心目標。

如果你是屬於年輕肥胖族群、中年肥胖族群（代謝症候群人口），或第二型糖尿病肥胖病患，都可以一起加入重返苗條之身的健康計畫。

「胰島素5.0」健康計畫的四項健康指標：

一、胰島素5.0：空腹胰島素≦5.0（mU/L）

二、苗條5.0：身體脂肪指數（BFI）≦5.0（35歲以上女性BFI≦6.0即可）；或男90、女80

三、膽固醇5.0：總膽固醇／好的膽固醇（T Cho/HDL-C）≦5.0

四、血糖指數5.0：糖化血色素（HbA1c）≦5.9（不要超過6.0）

遠離食癮、逆轉肥胖

當你一一達成「胰島素5.0」健康計畫的四大指標，意味著已經走在苗條又健康的道路上。

◆胰島素5.0——胰島素健康指標

「胰島素5.0」代表胰島素很低，就不會出現食癮效應，食慾變得很小，食量變小，轉而喜歡清淡的鹼性食物，簡單來說就是「大魚大肉變青菜蘿蔔」，你可能也會覺得青菜蘿蔔比大魚大肉好吃！此時，飲食熱量會大幅縮減，不會再受到三高食物的誘惑，因此也就不會「吃」出一大堆問題。

另外，血中胰島素降低，身體會把脂肪充分燃燒利用，從根本上調整體質，就不容易肥胖。

最棒的是，一旦胰島素降低，就能遠離「食癮風暴」的傷害，糖尿病、腦心血管疾病，甚至癌症，都會離自己很遠，而成為「永遠苗條，真正健康」的代言人。

◆苗條5.0——苗條健康指標

「苗條5.0」代表你的身體脂肪指數（BFI）＜5.0（三十五歲以上的女性BFI＜6.0

即可）。另外，為了簡單起見，也可以同步測量腰圍，以「男90、女80」作為衡量「苗條5.0」的標準。

千萬別忽視這一個小小的動作，因為腰圍是「代謝症候群」定義中的「子項目」之一。前面章節已經將代謝症候群相關的危險性做了說明，它與腦血管疾病、心臟病、糖尿病、腎病變、高血壓等疾病都有著密切關係。

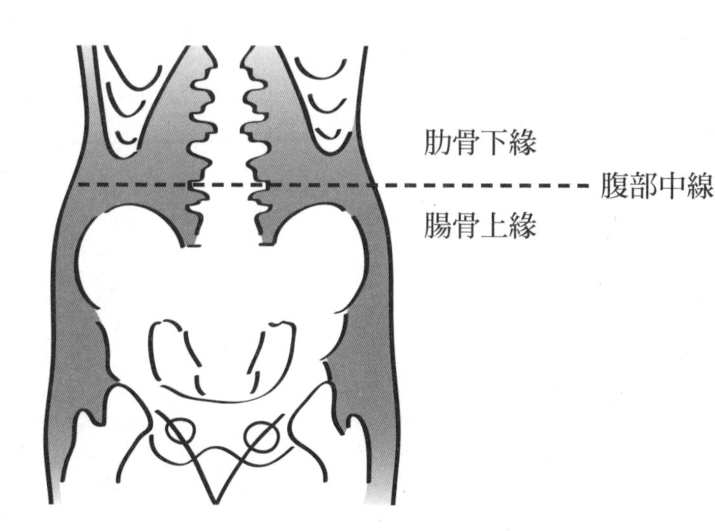

圖 10-1 成人腰圍測量及判讀

依據衛生福利部國民健康署的建議，成人腰圍測量及判讀方法如下：

一、皮尺繞過腰部，調整高度，使能通過左右兩側腸骨上緣至肋骨下緣之中間點（如圖），同時注意皮尺與地面保持水平，並緊貼而不擠壓皮膚。
二、維持正常呼吸，於吐氣結束時，量取腰圍。
三、若腰圍：男≧90公分、女≧80公分時，表示「腹部肥胖」。

如果想要擺脫大肚腩或水桶腰的噩夢，那麼BMI與體脂率（%）都必須低於或等於二十二，才有可能成為「苗條5.0」。

「苗條5.0」代表的是「神奇苗條指數」，也將成為減重目標。身體脂肪越低，代表越健康，不會陷入肥胖的惡性循環；身體輕了，你會更喜歡運動，帶動正面循環，自然變得更健康。

認識「BFI」，真正反映身體脂肪量

民眾較常聽到的減肥術語，除了體重，通常是體脂率（%）以及身體質量指數（BMI＝體重（公斤）／身高（公尺）^{2}），大概還沒有人聽過BFI（身體脂肪指數）這個名詞。

不僅一般人沒聽過，恐怕連減肥專家也沒聽過，因為它是我個人專用的一項最能正確反映身體脂肪量的數值。

身體脂肪指數（Body Fat Index），簡稱「BFI」，經由研究發現到，無論體脂率或者身體質量指數（BMI），在反映肥胖的情況常常會失真，有些明顯較胖的人，身體質量指數卻偏低，這項指數常常會受到水分、肌肉量的影響。體脂率的缺點是男女差別太大，年齡影響也很大，很難訂出一個共同適用的標準。

於是，當我改用身體脂肪指數（BFI）以後，就不會再出現以上的困擾，因為身體脂肪指數（BFI）可以真正反映身體的脂肪量。

身體脂肪指數（BFI）的計算方法很簡單，就是把身體質量指數乘上體脂率即可。藉由統計結果，進一步發現，如果把身體脂肪指數（BFI）控制在「5.0」以內，身材的苗條比例就非常理想，身體的脂肪含量也夠低了。

因此，能夠進入「5.0」的人代表已經非常苗條、非常健康，「5.0」就是你需要追求的減重目標，「5.0」就是你的「神奇苗條指數」，如果身為三十五歲以上的女性，BFI＜6.0就可以了。

BFI計算公式

◇如果你的體重計沒有自動計算BMI的功能，你可以依照以下公式計算BFI：

BFI身體脂肪指數＝體重／身高^2×體脂率％

◇如果你的體重計可以自動計算BMI，你可以依照以下公式計算BFI：

BFI身體脂肪指數＝BMI×體脂率％

◆膽固醇5.0——血管健康指標

「膽固醇5.0」代表你的膽固醇裡面，「好」的膽固醇（高密度脂蛋白膽固醇）比例很高，「好」的膽固醇夠多，血管就不容易硬化。

「好」的膽固醇，正如同血管內的「血管清道夫」，會把血管內的膽固醇運回肝臟；相對地，「好」的膽固醇夠多，就代表「壞」的膽固醇（低密度脂蛋白膽固醇）比例較低，膽固醇更不容易囤積在血管壁，血管更不容易硬化。

唯有保持足夠的「好」的膽固醇與較低的「壞」的膽固醇，就可以有效預防腦心血管疾病的發生。

另外，「膽固醇5.0」的一項附帶條件是，俗稱「中性脂肪」的三酸甘油酯，建議不要超過一百五十。其實，如果身材很苗條，飲食很清淡，三酸甘油酯會很低，根據過往研究經驗，許多苗條者的三酸甘油酯根本不超過一百。

◆血糖5.0——血糖值健康指標

為何要採用「糖化血色素」，而不直接採用空腹血糖值，來作為血糖指數？

原因在於，糖化血色素所代表的是三個月的「平均血糖值」，它比空腹血糖更能夠真正反映出血糖的變化，同時不像血糖值很容易受到飲食的影響。民眾可能不瞭解的是，新陳代謝科醫師在判斷血糖值時，糖化血色素才是他們真正參考的指標。

「血糖5.0」建議糖化血色素應該低於五．九以內（不要超過六．〇），相當於空腹血糖值必須低於一百（mg/dL），現在的臨床診斷標準，空腹血糖超過一百就會被判定為代謝失調。

「血糖5.0」代表血糖調控非常正常，胰島素阻抗很低，你將會離糖尿病很遠。

02

胰島素多少，才算正常？

現代人幾乎都有高胰島素現象，就實際面來看，二十五．〇這個正常值應該稱為「高胰島素族群正常值」，民眾千萬不要被誤導了。

談了這麼多胰島素的影響，讀者可能想知道：「到底胰島素多少才算正常？」

現在醫學上訂出來的胰島素正常值高達二十五．〇（mU/L），也就是說，只要胰島素不超過二十五．〇，你都被認為是「正常的」。

當心！數值判讀的謬誤

當我們繼續追問下去，「正常值」是如何訂出來的？醫學上訂定「正常值」的方法是取樣一千位「沒有病」的成人統計出來的！「沒有病」的人包括：胖的、瘦的、代謝症候群人口，通通都納進來計算，最後得出來的正常值就是「三至二十五．〇」。

前面討論到，現代人幾乎都有高胰島素現象，就實際面來看，二十五．〇這個正常值應該稱為「高胰島素族群正常值」。民眾千萬不要被誤導，因為二十五．〇根本就太高了！

根據過去長期為民眾進行胰島素檢查的經驗，絕大部分民眾的胰島素都在十．〇以上，都很「正常」，因為還沒超過二十五，但其實其中有些人已經很胖了！正常情況下，胰島素應該是微量分泌，不應該太高；我發現，胰島素一旦超過七．〇，食癮效應與肥胖體質的現象就會逐漸浮現。

如果讀者問我：「到底胰島素多少才算正常？」我會強力建議：「胰島素最好低於五．〇 mU/L（約三十 pmol/L）！」胰島素最好維持在五．〇（正負相差二．〇），也就是三．〇到七．〇。因此，千萬別被現在的「胰島素正常值」所誤導！

永遠苗條，真正健康的秘訣

「你肯定見過一百公斤的胖子，但是一定不曾見過一百歲的胖子！」這是我經常開玩笑的說法，然而卻是事實。

許多活得相當長壽的健康人瑞都相當纖瘦，一輩子都沒有胖過，進一步探究後發現，他們通常都只吃七分飽，飲食非常清淡，顯然，健康人瑞已經為我們證實，「永遠苗條，真正健康」絕對是做得到的，絕非夢想！

有一位典型的健康人瑞代表——台塑企業的王永慶先生，請問：「你會把王永慶先生跟肥胖、糖尿病聯想在一起嗎？」當然不會。因為他一直都相當纖瘦，從來沒有肥胖過，顯然地，諸如王永慶先生一樣的健康人瑞們，已經再次證實「永遠苗條，真正健康」八個字。

那麼他們到底是如何做到的？健康人瑞的祕訣就在於：他們的胰島素都很低，代謝都很正常，而且不會受到「食癮風暴」的傷害，才能一輩子維持苗條、健康又長壽。

我認為，這些健康人瑞腸道的雙醣酶很鈍，活性很低，所以天生就不大會吸收糖分，處在現代精緻飲食的環境，這種特殊體質卻保護了他們的健康。

這次健康檢查，又全是藍字！

我有一位忘年之交，他的身材削瘦、修長，雖然已屆八十三歲的高齡，身體卻非常硬朗，每天神采奕奕。因為他的女兒住在加拿大，兒子住台灣，所以他都會搭飛機往來兩地，在加拿大與台灣各住半年。

由於加拿大提供老年人口每年一次免費全身健康檢查，每年他會先參加完健康檢查後，才飛回台灣。每次回來一見面，就會很驕傲地告訴我：「這次健康檢查又全部是藍字！」

他的食量很小，每餐吃一點點就飽了，飲食也非常清淡，他儼然是典型健康人瑞的體質，在我的心目中，他就是健康的表徵。

有次還特別提出不情之請，讓我檢查他的胰島素，完全一如預料，他的胰島素才「四．五」，顯示代謝非常正常，身上根本不曾出現過「食癮風暴」，當然也就不會肥胖。

另外一位認識的健康人瑞是女性，大家都稱呼「林媽媽」，許多去爬過台北東區虎山或象山的朋友都認識她。

林媽媽是虎山山頂（它有一個很有氣魄的名字叫作九五峰）上一座小木屋的主人，山友們常會到小木屋小憩，品嘗她所準備的茶水。冬天時，山上寒風冷颼颼，她提供的熱茶溫暖了無數山友們的心。

四年前，當時林媽媽已經高齡九十歲，仍然固定每天早上三點半就摸黑上山，爬上高度三百七十五公尺的九五峰山頂，替山友煮稀飯、燒熱茶，還要種菜、照顧花草。四年前，她的身體看起來還非常硬朗，只是記憶力有些退化，每次都「過目即忘」，把每個人都當作第一次見面的朋友。

她的身材也非常修長，身上根本沒有多餘的贅肉，屬於典型的人瑞體質。我真的很佩服她，連年輕人都必須爬得氣喘如牛、全身衣服濕透的巍巍虎山，高齡九十的她，還能挺上去！

只是後來再也沒有見過她，聽說她終於爬不動了，沒辦法再上山了。更遺憾的是，最近我去爬九五峰，再到她的小木屋小憩時，經山友們告知，林媽媽已經在去年辭世，雖然感到不捨，但至少她走得很安詳，一輩子都活得健健康康，不像許多人年老時，都躺在病榻上拖命。

所以，人生不見得一定是「生老病死」，林媽媽已經證明「生老『康』死」的可行性。

在我研究胰島素的過程中，前後取樣過大約二十名具有健康人瑞體質的個案（年齡層都在七十五歲以上，都很苗條、健康），幫他們檢測血中胰島素，都有一項共同特質，就是：胰島素都很低，幾乎都小於「五．〇」以下！（可惜取樣數太少，未來若是可以擴大取樣數來重新統計，但我相信也應該會落在五．〇上下）

這就是健康人瑞的秘訣，也是現代人追求苗條與健康的關鍵。

03

給自己三個月，一個逆轉肥胖的機會

「胰島素 5.0」輕盈計畫不僅是一項減重方案，同時也是健康管理計畫，證實了減肥與健康根本就是同一件事！

給自己三個月的時間，你將獲得意想不到的效果！如果你是屬於年輕肥胖族群，或是中年肥胖（代謝症候群）人口，或者已經是第二型糖尿病患，都可以參加三個月一期的「胰島素5.0」健康計畫，藉由「代謝矯正技術」的協助，來改善你的代謝失調，調降血中胰島素，讓自己成為「胰島素5.0」健康族，「永遠苗條，真正健康」絕不是夢想。

「胰島素5.0」健康計畫，紙上實境秀

◆肥胖評估與代謝檢查

參加「胰島素5.0」輕盈計畫，首先必須要接受肥胖評估與代謝檢查，三個月後再檢查一次，以評估效果：

胰島素5.0檢驗套組

大項	小項
一、肥胖評估	體重、體脂率、BMI、BFI、腰圍
二、胰島素檢查	空腹胰島素（Insulin）
三、血糖檢查	空腹血糖（Glucose AC）、糖化血色素（HbA1c）
四、血脂肪檢查	Cholesterol、TG、HDL-C、LDL-C、T-Cho/HDL
五、肝功能檢查	SGOT、SGPT、γ-GT、Total Protein、Albumin、Globulin、A/G ratio
六、腎功能檢查	BUN、Creatinine、Uric Acid
七、尿液檢查	共十項

根據以上的資料與檢測結果，就可以精確判斷肥胖的程度，以及身體的代謝狀態。同時，也可以精確診斷是否已經是「代謝症候群」？

由於肥胖與代謝症候群、糖尿病、心血管疾病關係密切，本減重計畫提供最完善的糖尿病與心血管健康檢查，可以精確瞭解健康情況。透過這套檢驗，其實民眾等於已經參加了一次相當完整的健康檢查，這項檢查會在三個月前後各檢查一次，以評估效果。

現在民眾應該可以瞭解：「胰島素5.0」輕盈計畫不僅是一項減重計畫，同時也是健康管理計畫，減肥與健康根本就是同一件事！

◆代謝矯正技術，健康減重一次到位

三個月的代謝矯正技術將協助你達成以下效果：

・成爲「胰島素5.0」健康族，消除「食癮風暴」

「胰島素5.0」健康計畫是完全針對消除「食癮風暴」而設計，代謝矯正技術運用先進的阻糖技術，可以減少三分之二的糖分吸收，讓你飯後血糖不會飆升，胰臟不用再分泌大量胰島素，血中胰島素自然下降。

胰島素降低會立即改善食癮效應，大幅減少飲食熱量，胰島素降低身體脂肪也可以開始燃燒利用，體重自然下降，可以達到「治本」的減重效果；胰島素降低，不僅可以避免復胖，同時也能有效預防糖尿病、腦心血管疾病（甚至癌症），把身體完全導向健康發展！

・提升基礎代謝率，快速燃燒脂肪

代謝矯正技術可以提升身體的基礎代謝率，讓燃燒脂肪快速燃燒，讓你在休息的階段仍然如同在運動一般，達到「代替運動」的效果。

代謝矯正技術還可以阻斷新脂肪的合成，加上調降胰島素讓你的代謝恢復正常，身體脂肪原本「只進，不出」的情況會轉變成為「只出，不進」，非常有利於減重！

．有效調降設定點，防止復胖

為了有效調降設定點，避免發生溜溜球效應引發復胖。

「胰島素5.0」健康計畫特別採用了「糖切技術」，可以阻斷三分之二的糖分吸收，這裡打個比方來形容它的效果：當你吃一碗飯，你只會吸收三分之一；當你吃一個麵包，你也只會吸收三分之一，其他的三分之二都會排掉。

同時還使用了「油切技術」，可以阻斷百分之三十飲食脂肪的吸收，兩項技術合併等同於減少一半飲食總熱量的吸收；加上胰島素下降後食癮效應改善，食量自然降低，飲食總熱量大約只剩原來的四分之一！

減少四分之三的飲食總熱量，可以有效調降設定點，設定點會越來越低，身體認定的安全體重就會越來越低，體重減輕以後就不容易產生「溜溜球」效應（設定點降低，身體就會「同意」你減輕體重）。

運用這項科技不僅三餐可以照吃，還可以改善肥胖體質，更可以有效減重，減肥以後還可以不容易復胖，如果尚未肥胖的人，運用這項科技還可以預防肥胖，讓自己一輩子不會肥胖！

許多模特兒、明星為了維持身材拚命節食，餓到兩眼發昏，這項科技不僅可以有效地矯正代謝，達到預防肥胖目的，還能夠正常享受美食。

◆阻斷大量糖分，降低血糖、血脂肪

現在中年肥胖的人幾乎血糖、血脂都嚴重失調，血糖、血脂肪正常的人少之又少。

中年肥胖者經常伴隨高血糖、高血脂的現象，膽固醇、三酸甘油酯、低密度脂蛋白膽固醇（不好的膽固醇）都會增加，反而高密度脂蛋白膽固醇（好的膽固醇）很低，這樣的現象顯少例外。一旦血脂肪升高，血壓就很容易上升，血管會變油管。

中年肥胖一半以上都是「代謝症候群」人口，本來只是肥胖，最後都變成肥胖加「三高」！

代謝矯正技術除了可以有效減重，還可以阻斷大量糖分的吸收，也可以促進胰島素的敏感性，讓血糖進入細胞的利用更有效率，這兩項的合併效果就是「降低血糖」。

另外，血脂會失調也是代謝失調所引起的，藉由「代謝矯正技術」的協助，有效降低血中胰島素讓代謝恢復正常，膽固醇與三酸甘油酯都會自動恢復正常。

其它降低胰島素的方法

◆恢復粗糙主食，多攝取低GI、低GL飲食

前文提過，為何現代人的胰島素會失調？主要問題就出在二次世界大戰後，人類開始把粗糙的主食（糙米、全麥）改成精緻澱粉（白米、白麵粉）。

由於精緻澱粉缺乏纖維，人體會快速吸收這些糖分，導致飯後血糖過高，間接也造成血中胰島素越來越高！

所以，如果你希望調降胰島素，第一個建議就是「恢復粗糙主食」，可以把白米飯改成糙米飯或五穀飯，白麵粉做的麵包、包子、饅頭，也改成用全麥製作，這是調降胰島素的第一步。

升糖指數（Glycemic Index）是衡量食物中碳水化合物引發血糖值上升程度的指標，升糖指數越高，代表這類的食物吃進人體後，會快速釋放葡萄糖，導致血糖瞬間飆升，血糖一高，胰島素就必須跟著大量分泌。

若是經常大量攝取這類的食物，就會讓血中的胰島素經常維持很高，進而引發高胰島素現象。

相反地，升糖指數越低，代表這類的食物吃進人體後，葡萄糖會緩慢釋放，血糖就不

容易瞬間飆升，胰島素就不會大量分泌，血中的胰島素含量會很低；許多的健康書籍都已經建議多攝取低升糖指數（GI）的食物。

一般來說，精緻的碳水化合物或稱為精緻澱粉（或簡單糖），例如：白米飯、糯米飯、白糖都屬於精緻的碳水化合物，這類食物的升糖指數經常都高於七十；相對地，複合式碳水化合物的升糖指數較低，因為它們含有纖維，會讓葡萄糖釋放較為緩慢，血糖較不容易飆升；舉例來說，白米飯的升糖指數是七十二，糯米飯高達九十二，糙米飯只有五十五；白麵包的升糖指數一般超過七十，全麥麵包卻只有五十五。

哈佛大學提出另一個理論稱為升糖負荷（Glycemic Load），升糖負荷最簡單的解釋就是糖分密度的指標；糖分密度越高的食物會讓血糖持續性升高，影響更大。

許多水果的升糖指數（GI值）雖然很高，但是升糖負荷（GL值）卻很低，幾乎都在十以下，代表糖分密度不高（水果含很多水分），不至於對血糖造成長時間的影響；相反地，蛋糕的升糖負荷（GL值）卻高達二十，顯示蛋糕內的糖分密度很高，會造成血糖長時間居高不下，胰島素自然也居高不下。

一樣的食物因烹煮方式不同，升糖負荷（GL值）也截然不同，例如：水煮的馬鈴薯升糖負荷（GL值）只有三，因為飽含水分的緣故，烤馬鈴薯的升糖負荷（GL值）則高達十三！

升糖指數（GI）與升糖負荷（GL）參考表：

食物名稱	升糖指數	升糖負荷	食物名稱	升糖指數	升糖負荷
糯米	98	31	烏龍麵	62	30
馬鈴薯	88	16	米粉	61	23
湯麵	85	15	玉米	60	20
披薩	80	12	鳳梨	59	7
玉米片	81	21	全麥麵包	55	12
泡麵	77	19	糙米飯	55	18
薯條	76	22	純柳橙汁	53	12
甜甜圈	76	17	牛奶	40	3
西瓜	72	4	海藻類	15	
白米飯	72	36	青菜類	15	
可口可樂	63	16	黃豆	14	1
註：依升糖指數高低順序排列					

我以前的「高胰島素」現象獲得改善以後，特別喜歡湯湯水水的飲食，例如：餛飩麵，當時我也不瞭解為何會有這樣的反應，後來才理解，雖然麵條的升糖指數（GI值）很高，但是糖分都被湯水稀釋了，所以，升糖負荷（GL值）變成很低。當身體的胰島素很低時，身體反而會渴求低升糖負荷的飲食！

如果希望降低血中胰島素，建議選擇升糖指數（GI值）五十五以下，升糖負荷（GL值）十以下的食物最好。只是，要符合這兩大要求的食物多以豆類、蔬菜、水果為主，熱量顯然都很低，高胰島素過高的人對於這類食物恐怕興趣缺缺。然而實際真相是，高胰島素過高的人會出現低血糖生理效應，身體會轉而渴求糖分的快速補充，會更渴望攝取高升糖指數（GI值）與高升糖負荷（GL值）的食物。

因此，希望藉由飲食改善來改善「高胰島素」現象，真的需要相當的決心與毅力。

無論如何，我必須特別呼籲：少喝可樂與甜飲料，它們是高升糖指數（GI值）與高升糖負荷（GL值）的典型代表，保證讓血糖快速狂飆。

◆低卡飲食與運動

除了選擇低升糖指數（GI值）與低升糖負荷（GL值）飲食外，代謝疾病的專家都一致同意「低卡飲食與運動」，是改善胰島素阻抗與「高胰島素」現象最有效的辦法！

其實低卡飲食的食物類型非常雷同於低升糖指數（GI值）與低升糖負荷（GL值）食物。

另外，最簡單的低卡原則就是避免高脂肪食物，首推的就是最好吃的油炸類。脂肪含量很高的大塊肉類最好也能夠避免；最重要的就是避免去吃到飽餐廳，食物選擇性多會讓人食慾大開，很難謹慎進食。吃到飽餐廳一餐可以吃下三千到四千卡以上的熱量，不可不戒。

另外，建議早餐最好增加水果的份量，來取代早餐店的食物，下午茶、宵夜、零食能省則省吧，三餐的熱量都嫌太多了！

平常也該動一動，別老坐在電腦前面，或是老賴在沙發上。運動可以改善代謝，有助於調降胰島素，還有助於提升腦內啡，增加好的膽固醇，降低血壓等。最好的運動方式，建議採取有氧運動，慢跑、快走、爬山都很好，把運動變成一種生活型態，讓它成為長期相伴的好習慣。肥胖者運動時最好採取循序漸進的方式，否則心臟受不了，膝蓋也會受不了，絕對不要勉強，否則會很容易受傷。此外，難度太高的運動也會讓人很快放棄，而讓一切前功盡棄。

有氧運動除了可以改善「高胰島素」現象，還可以燃燒熱量（參考下表），增加心肺功能，對於身體的柔軟度、肌肉強度也都有助益。以下是各種運動的熱量消耗表：

運動熱量消耗表

運動項目	熱量消耗	運動項目	熱量消耗	運動項目	熱量消耗
步行	139	槌球	132	慢跑	243
羽球	157	自行車	208	壁球	347
游泳	243	足球	243	爬山	226
跆拳道	347	有氧運動	243	回力球	347
桌球	157	籃球	208	網球	208
跳繩	243	擊劍	347	高爾夫	122

註：根據七十公斤體重／運動三十分鐘／單位：千卡

如果你變成「胰島素5.0」健康族

如果變成「胰島素5.0」健康族，體質就會如同健康人瑞一般。

由於血中胰島素很低，胰島素不會再「命令」你拚命儲存熱量，「食癮現象」消失了，也不會再有「慢性飢餓效應」，不會再如同過冬的熊，每天拚命地吃。

也由於血中胰島素很低，身體也不會再拚命和成脂肪，「肥胖體質」也不見了，不會再肥胖，身上也不會再出現「胰島素阻抗」、「瘦體素抗性」，不會再受到「食癮風暴」的傷害，血糖、血管都會受到很好的保護。

以下同步分享個人的經歷，如果你也變成「胰島素5.0」健康族，身上將會發生許多神奇的事。

◆食慾大幅降低

食慾會大幅降低，不會再時時刻刻都想著吃的事情，像是哪家餐廳的菜最好吃？哪裡的小吃最可口？

除了三餐以外，不會再去超商購買洋芋片、餅乾、糖果等零食，此後到超商大概只會購買無糖的綠茶或是礦泉水。至於下午茶、宵夜，則是變成只是偶而為之，完全可以抗拒周遭美食的誘惑。

◆食量大幅減少

食量會變得很小，每餐只要吃少量的食物就飽了，也就是俗稱的「吃七分飽」；開始對「吃到飽」餐廳興趣缺缺，因為一旦光顧，肯定「賠很大」！

當大家都拿著滿滿一盤的蝦子，你大概只會拿二隻；當大家都排隊去拿大片的牛排，你卻只拿綠色蔬菜，因為你已經吃不了那麼多。你開始喜歡輕淡的飲食，例如熱量最低的生菜沙拉、生魚片、握壽司成為你的最愛。

◆拒絕油炸食物

你會開始對「油炸食物」說不！因為熱量實在太高了，身體根本不需要，所以開始拒絕油炸食物。

以前午餐可能不是排骨飯就是雞腿飯，現在可能會選擇吃一碗餛飩湯麵，又或者以前的你可能是速食店的常客，如果成為「胰島素5.0」健康族，則會開始抗拒美式速食的誘惑，速食餐廳就不容易再賺到你的錢。

另外，以前可能經常在美式大賣場大肆採購，以後你會很少去，因為大賣場的食物商品，對你來說熱量太高了。（以前我都把美式大賣場形容成最致命的熱量補給站）

◆對大塊肉類興趣缺缺

以前的你可能很喜歡享受牛排大餐，滴著肉汁的 T-Bone 牛排、入可即化的菲力牛排，肯定是致命的吸引力，現在到牛排店卻改點魚排。

此外，德國豬腳、超大塊肋排，蹄膀等，可能也曾經是你的最愛，經常大快朵頤，現在頂多淺嘗即止。簡單地說，就是大魚大肉的熱量太高了，轉而喜歡清淡蔬食。

◆排斥甜食、甜飲料

以前每天可能要被五百毫升的珍珠奶茶給綁架，不喝個一、兩杯珍奶，就渾身不對勁。

相信你也很難抗拒如85度C、星巴克等咖啡店的香濃咖啡，以及櫥窗內讓人流口水的精緻蛋糕、甜點，現在這些都不再吸引你了。當然，你還是會去咖啡店裡喝杯無糖咖啡，吸引你的只是咖啡的香濃味道與店裡悠閒氣氛，但是你不再需要這些甜食、甜飲料，因為每天的血糖非常平穩，不會再出現低血糖現象，至此告別「糖癮」。

◆預防肥胖

如果你現在仍保有苗條的身材，「胰島素5.0」可以幫助降低整體飲食熱量，身上也不會再有肥胖體質，而且會很喜歡運動。

處在現今超高熱量的飲食環境，當別人都在為肥胖的身材煩惱，你卻如同免疫一般，永保苗條身材。

◆恢復苗條身材

如果你已經是肥胖一族，可以藉助「代謝矯正技術」的協助，讓自己成為「胰島素5.0」健康族。

以前參加減肥課程，想請營養師幫助控制飲食熱量，也會被要求運動，你可能覺得門檻很高，難以執行，因為肥胖讓胰島素嚴重失調，不只令人抗拒低熱量飲食，也不大願意運動，就算初期有些成果，也因為無法長期執行，終於還是復胖。不斷減肥、復胖，導致身上的體脂率越來越高，越來越難減重。

「胰島素5.0」讓人主動「少吃、多運動」，你會維持很低的飲食總熱量，比營養師所要求的還要低，而且非常容易執行，因為你喜歡的就是低熱量飲食，油炸食物、大塊肉類、甜食、甜飲料、零食、吃到飽餐廳、下午茶、宵夜等，都不再吸引你，也會開始喜歡運動，生活型態至此完全轉變。

正因「少吃、多運動」不是教出來的，而是因「胰島素5.0」隨之而來。

「代謝矯正技術」可以協助燃燒身上多餘的脂肪，更棒的是，由於已經成功晉升「胰島素5.0」健康族，將不容易復胖，終於擺脫減肥、復胖，又減肥、又復胖的循環惡夢。

◆代謝症候群防治

如果你是中年肥胖、水桶腰或鮪魚肚，加上高血糖、高血壓、高血脂的「代謝症候群」一族，也可以藉助「代謝矯正技術」的協助，讓自己成為「胰島素5.0」健康族，不僅可以恢復苗條的身材，血糖、三酸甘油酯、膽固醇、血壓等都會大幅改善。

過去在醫院抽血檢查若是一大堆「紅字」，成為「胰島素5.0」健康族之後，檢驗報告會全部「藍字」將指日可待！

「胰島素5.0」可以協助遠離「代謝症候群」，讓你不再是糖尿病、腦心血管疾病，甚至癌症的高危險群。

◆遠離第二型糖尿病

如果你已經是第二型糖尿病患者，更應該努力成為「胰島素5.0」健康族，把血中胰島素降低下來，是改善「胰島素阻抗」最好的策略，「胰島素阻抗」正是第二型糖尿病的主因。當胰島素降下來了，血糖就會自動下降。

如果你也希望遠離第二型糖尿病，甚至讓你的第二型糖尿病獲得完整控制的效果，成為「胰島素5.0」健康族是你唯一的選擇！

◆預防中風、心肌梗塞

降低血中胰島素，有助於預防腦心血管疾病，如果曾經發生中風或心肌梗塞，且幸運地被救回來，就要趕快讓自己成為「胰島素5.0」健康族。藉由降低血中胰島素，大幅降低腦中風、心肌梗塞「復發」的危險性，並且有效預防發生第二度中風、心肌梗塞的發生率。

一個門檻最低的減重計畫

總而言之，「胰島素5.0」可以視為肥胖、糖尿病、腦心血管疾病，甚至是癌症的「疫苗」。

如果成為「胰島素5.0」健康族，當大家都受到飲食環境與「高胰島素風暴」的不斷傷害，你卻有如打了疫苗一般獲得免疫力，肥胖與慢性病都將無法近身。

當大家即將或正走在「食慾很好、食量很大、年輕肥胖、中年肥胖、慢性病」這條疾病的道路上，你卻可以成為「永遠苗條，真正健康」的忠實代言人。

最後，大家或許可以想像一下：如果世界上每個人都成為「胰島素5.0」健康族，人類社會將從「高胰島素社會」，轉變成典型的「低胰島素社會」，將對世界造成多麼巨大的正向影響？

「胰島素5.0」健康計畫是門檻最低，最容易執行的減重計畫，只有兩項簡單的要求：

（一）每天多喝水，不少於兩千毫升，多喝水有助燃燒脂肪。

（二）確實執行八字訣：「吃飽就好，不吃宵夜。」吃飽即止，不要吃撐，也不要吃宵夜。

除此之外，完全不用節食，但鼓勵謹慎進食；不強制運動，只鼓勵運動。不用節食，也不強制運動，這樣夠簡單了吧。

根據研究，減重計畫的門檻越低，越容易成功，因為不須做出很大的改變，可以長期執行，效果自然更好。

Part 11

超強部署，全力推動「代謝症候群防治計畫」！

在國內推動「代謝症候群防治計畫」，一直是個人最大心願。我所研發完成的「健康 5.0」健康計畫，本身就是一套先進的「代謝症候群防治計畫」，我深深地瞭解，唯有落實代謝症候群防治計畫，才能保住台灣一向引以為傲的資產——健保制度。

01

特別呼籲，守護健康最後防線

「代謝症候群」已經被醫學界公認是糖尿病、腦心血管疾病的發病前兆，也是守護我們身體健康的最後防線。

一旦進入食癮風暴，走到了「代謝症候群」的中年肥胖階段，身體就會如同一顆不定時炸彈，隨時可能引爆。

「代謝症候群」已經被醫學界公認是糖尿病、腦心血管疾病的發病前兆；「代謝症候群」比「非代謝症候群」人口罹患糖尿病的危險性高出七倍，罹患腦心血管疾病的危險性高出三倍。「代謝症候群」代表「食癮風暴」已經巨大無比，隨時會引發致命效應。

代謝症候群，真的很要命！

根據一篇由 Wilson 等所發表的非常知名研究報告，他們追蹤美國東北部一個叫做佛朗明罕（Framingham）的小鎮的三千三百二十三位中年人，時間長達八年，從中發現「代謝症候群」人口轉變成為糖尿病的相對風險，男性為六．九二倍，女性為六．九倍；將來發生腦心血管疾病的相對風險也遠高於非代謝症候群人口，男性為二．八八倍，女性為二．二五倍。

如果根據 Wilson 在佛朗明罕小鎮的研究結果，顯示「代謝症候群」人口罹患慢性病的危險性比預期要高出許多，尤其是糖尿病。實情則是：代謝症候群人口根本就住在糖尿病的隔壁，台灣高達一百七十萬的糖尿病人口就是這樣來的！

「代謝症候群」真的很要命！我把它形容是一顆不定時炸彈，隨時可能引爆！你可能出門買東西（例如民歌手馬兆駿），或者登山健行（例如國民黨的廖風德委員），結果就倒地不起，痛失寶貴的生命。生命誠可貴，絕對不要讓自己成為「代謝症候群」人口；「代謝症候群」是健康的最後防線，你已無路可退，這道防線一旦失守，代謝疾病會立刻找上你。

現在起，還是減肥吧！讓腰圍縮小一點，你會活得更健康，更快樂。

中年族群，身處慢性病的危險地帶

根據資料統計，台灣近半數中年人口都是「代謝症候群」！

「代謝症候群」引發如此嚴重的健康問題，但放眼全台灣，四十歲以上的人口有將近一半都是「代謝症候群」人口，中年發福成為「很正常」，不發胖的還很奇怪。

現在，中年族群沒有高血壓、高膽固醇的人少之又少，許多人已經是糖尿病患，連自已都不知道。

大部分人的健康檢查報告都是紅字一大片，這些「代謝症候群」人口的冠狀動脈（供應心臟養分）與頸動脈（供應大腦養分）都已經硬化，而且堵塞得非常嚴重，隨時可能被突如其來的血栓堵死，引發心肌梗塞或腦中風，腦部較小的血管也有可能被過高的血壓衝破、爆裂。只是，絕大多數的胖媽、胖爸們每天依然大吃大喝。

這些中年人口都屬於「戰後嬰兒潮人口」，雖然只占總人口數的四分之一，卻掌控整個台灣百分之五十以上的經濟大權，幾乎所有台灣企業的領導人都是「戰後嬰兒潮人口」。戰後嬰兒潮人口不僅是家庭的支柱，也是企業領導精英，現在一半以上的「戰後嬰兒潮人口」都處在糖尿病與腦心血管疾病的危險地帶，真不知道台灣政府要如何看待這項如此龐大的公衛議題？

代謝症候群防治，健康管理最佳守門員

連民眾都知道「健康管理」就是要預防糖尿病、腦中風、心肌梗塞，當然也要預防癌症。

所以，健康管理的最佳守門員就是「代謝症候群防治」，當你已經處在「代謝症候群」階段，再跨一小步，馬上就會成為慢性病人口。

台灣的慢性病人口這麼多，健保制度搖搖欲墜，衛生福利部長老是挨罵，就是因為沒有做好「代謝症候群防治」。

日本是典型老年化社會的國家，老年人口的比例越來越高，為了避免龐大的醫療支出拖垮整個國家的財政，日本政府體認到，唯有厲行「代謝症候群防治」，才是唯一解決之道。於是，日本政府當局斷然於二〇〇九年四月正式立法，強制規定凡是四十至七十五歲的國民，如果健檢報告上的腰圍、體重、血壓、血脂、血糖有異常者，必須接受醫師、營養師的飲食與運動的輔導。

於是，日本成為全球第一個推動「代謝症候群防治」的國家，日本把「代謝症候群」人口稱為「METABO」，這項計畫就稱為「METABO 防治計畫」。

個人預期在不久的將來，「代謝症候群防治」將會成為全球各國最大型的國民健康管理計畫，原因無他，「代謝症候群」是健康最後防線，已經沒有退路，再退就是糖尿病、腦心血管疾病或癌症了。

如果任何政府期望有效降低慢性病發生率、避免健保制度破產，「代謝症候群防治」

是必須推動的一項政策，日本政府已經率先跨出劃時代的第一步（政府強制肥胖的民眾減肥，這需要多大的勇氣！），相信日本政府「代謝症候群防治」的成果將會成為國際最大的借鏡，台灣也應該迎頭趕上，老是增加健保費用根本不是辦法，只是杯水車薪，根本解決不了問題。

因此，我認為衛生福利部應該趕快推動「代謝症候群防治計畫」，不僅可以留名青史，還不用老是因為增加健保費用而挨罵，子子孫孫都會給予感謝。

在國內推動「代謝症候群防治計畫」，一直是個人最大的心願，我所研發完成的「健康5.0」健康計畫本身就是一套先進的「代謝症候群防治計畫」，我深深地瞭解，唯有落實「代謝症候群」防治計畫，才能保住台灣一向引以為傲的資產——健保制度。

無論著眼於國民的健康或避免健保垮台，這項重大的公共衛生議題都不能等了！如今日本都已經立法推動「代謝症候群」防治計畫，台灣還等什麼？超過一半以上的中年人口都是「代謝症候群」，我們還能等嗎？

02

從「半健康人」轉變成為「全健康人」！

以前每個人都只能等自己生病，醫生也在等你生病，現在每個人都可以擁有如健康人瑞般的苗條與健康。

我或許是第一位從「熱量」的角度切入，並且採取最廣闊視野來探討健康問題的作者，也因為這項大膽的嘗試，讓一切都有了答案。

從食慾、肥胖、健康、減肥復胖等最切身的問題，一直到飲食環境的變遷、肥胖危機的形成、代謝症候群的高發生率、慢性病的發展、現代醫療的問題，甚至包括全球暖化效應等等現在社會所發生的現象，都能夠被「食癮風暴」的理論合理地詮釋。

擁有健康人瑞般的苗條與健康

更讓我感到欣慰的是，許多重要的研究都指向「食癮風暴」理論是正確的，其中也包括大名鼎鼎的大衛·路德維希醫師（Dr. David S. Ludwig）發表在美國醫學雜誌《JAMA》（May 8, 2002-Vol 287, No.18）的論文，以及代謝症候群發現人瑞的研究等等。

我認為發現「食癮風暴」，以及完成「代謝矯正技術」研發的最大價值在於：人類將有機會逆轉不健康的身體狀態，讓絕大部分的人（高達百分之八十五以上）都是「半健康人」轉變成為健康人。

以前每個人都只能等自己生病，醫生也在等你生病再醫治，現在每個人都可以開始力行「胰島素5.0」健康計畫，讓自己成為「胰島素5.0」健康族，朝「永遠苗條，真正健康」的目標前進，每個人都可以擁有如健康人瑞般的苗條與健康。

根據我的自身體驗，以及許許多多的健康人瑞，已經為大家證明——這絕對不是夢想。

未來醫學，邁向「標本兼治」和「健康促進」

雖然許多預防醫學專家對於現代醫學有諸多的批評，我卻認為，「治療疾病、排除痛苦」的現代醫學，對於處在被病痛折磨的病患給予救助，是迫在眉睫的事。

只是，當現代醫學忙於搶救病患之餘，是否應該從「食癮風暴」的角度，重新思考最好的醫療政策，讓現代醫學不再局限於「治標」或「處理末端問題」，可以把醫療範疇更擴及到「標本兼治」和「健康促進」的領域，把醫療資源做更好的分配，讓現代醫學將可以成為最完整的醫學。

藉由「代謝矯正技術」的協助，或許將來醫學可以做到讓絕大部分的人都可以很健康，成為「胰島素5.0」健康族——減肥可以不再復胖，代謝症候群人口的比例可以大幅下降。

另外，糖尿病也可以被有效控制，糖尿病患可不用一輩子拿藥或施打胰島素，也可以避免發生糖尿病併發症；腦心血管疾病可以被有效預防，腦心血管疾病的病患可以大幅降低二次心肌梗塞或二次中風的危險性；癌症也可以被有效預防，癌症病患也有更高的存活機會。如果有朝一日能夠擁有這樣的照護醫學，將是所有民眾之福。

健康與不健康，僅隔著一張紙

現任中央研究院基因體研究中心特聘研究員的張子文博士，擔任過生技中心執行長、行政院科技顧問、清華大學生命科學院的院長，曾經榮獲美國過敏、氣喘暨免疫學會（AAAAI）頒發二〇〇七年最高榮譽會士獎（獲得此獎的第一位華人），在全球免疫學領域享有極高聲望。

深感榮幸的是，他在我的研究過程曾經提供很大的鼓勵與協助，他曾經語重心長地勉勵我：「如果一項研究可以真正幫助周遭的人，就很值得了！」

直到現在，這句話一直深深影響著我。當我完成了一系列的研究工作，包括提出「食癮風暴」理論、「代謝矯正技術」、「胰島素5.0」健康計畫等等，最後把這些研究成果一併發表在《食癮》這本著作。

此時，回頭再深思張博士勉勵的那番話，除了感謝他鼎力協助，我終於可以無愧地回答他：「我確信這些研究可以幫助很多人！」

以前我總認為「健康與不健康之間，就像是隔著一座喜馬拉雅山。」想要做好健康促進是一件很困難的事，然而當我解開了肥胖與健康的所有答案，突然間，一切都豁然開朗！

原來健康與不健康之間，僅隔著一張紙，而這張紙就是「胰島素代謝失調」。

只要努力讓自己成為「胰島素5.0健康族」，你也很快就會成為「輕生活族」，因為一切有益於健康的事都是「胰島素5.0健康族」的最愛。健康對每一個人來說，其實是唾手可得，並非遙不可及。

【附錄一】特別感謝

就在本書完稿之際，想起一路走來的點點滴滴，心中湧上深深的感觸。

從研究之初一路摸索，直到完成「食癮風暴」理論和「代謝矯正技術」的研發，許多好友都不吝惜給予莫大的協助，除了心懷感激之餘，也希望藉著本書的發表，對於這群好友表示心中最大的感謝。

首先，我要感謝台北醫學院的同學——瀚仕功能醫學研究中心的歐忠儒所長，他是我預防醫學的啟蒙老師，開啟了我全新的視野；也要感謝百略公司的林金源董事長曾經提供很好的工作機會，讓我在那三、四年的時間可以全力鑽研預防醫學；也要特別感謝中央研究院基因體中心的張子文博士，張博士在我研究之初就曾經給予極大的鼓勵與資助，讓我有能力踏出研究的第一步。

我也要感謝李天行醫師一路來的支持，我第一次把「代謝矯正技術」應用於第二型糖尿病的輔助治療，就是在李醫師的協助下所完成，更感謝李醫師能夠擔任本書的編審工作。

此外，我也非常感謝前陽明醫學院的何橈通院長、前三軍總醫院的石光中主任特別為本書撰寫推薦文，更讓我感到驚喜的是，五十年不見的國中同班同學，前台北國立教育大學校長莊淇銘博士，他特別以〈新的社會，新的食癮風暴〉為題撰寫一篇很棒的推薦文，能夠榮獲醫學界與教育界的泰斗們的推薦，除了深感榮幸之外，更深深感到這十幾年的心血付出，總算沒有白費！

最後，感謝閱讀本書的朋友，希望藉由本作品的協助，學習活在現代環境下的自保之道，預祝每位讀著都能夠成為「5.0」，擺脫「食癮風暴」的傷害，擁抱「永遠苗條，真正健康」的人生！

【附錄二】參考文獻（A～Z）

- Adiponectin and adiponectin receptors in insulin resistance, diabetes and metabolic symdrome Takashi Kadowaki, Toshimasa Yamauchi, Naoto Kubota, Kazuo Hara, Kohjiro Ueki and Kazuyuki Tobe Department of metabolic disease, Graduate school of medicine, University of Tokyo, Tokyo, Japan.
- Androgen receptor null male mice develop late-onset obesity caused by decreased energy expenditure and lipolytic activity but show normal insulin sensitivity with high adiponectin secretion Fan W, Yanase T, Nomura M, Okabe T, Goto K, Sato T, Kawano H, Kato S, Nawata H. Department of Medicine and Bioregulatory Science, Graduate School of Medical Science, Kyushu University, Maidashi 3-1-1, Higashi-ku, Fukuoka,812-8582 Japan.Changes in glycemia by leptin administration or high-fat feeding in rodent models of obesity/type2 diabetes suggest a link between resistin expression and control of glucose homeostasis Asensio C, Cettour-Rose P, Theander-Carrillo C, Rohner-Jeanrenaud F, Muzzin P Department of Cell Physiology and Metabolism,University Medical Center, University of Geneva 4, Switzerland.

- Control of energy homeostasis and insulin action by adipocyte hormones:leptin,acylation stimulating protein and adiponectin. Havel PJ. Department of Nutrition, University of California, Davis, California 95616, USA.
- Development of high fat diet-induced obesity and leptin resistance in C57BI/6J mice Lin S, Thomas TC, Storlien LH, Huang XF. Metabolic Research Center, Department of Biomedical Science, University of Wollongong, NSW 2522, Australia.
- Effect of leptin on insulin sensitivity in the Otsuka Long-Evans Tokushima Fatty rat. Mizuno A, Murakami T, Doi T, Shima K. Department of Laboratory Medicine, School of Medicine, The University of Tokushima, Kuramotocho 3-chome, 7708503, Tokushima, Japan.
- Effects of weight loss in obese subjects with normal fasting plasma glucose or impaired glucose tolerance on insulin release and insulin resistance according to a minimal model analysis Yoshida Y, Hashimoto N, Tokuyama Y, Kitagawa H, Takahashi K, Yagui K, Kanatsuka A, Bujo H, Higurashi S, Miyazawa S, Yoshida S, Saito Y.Department of Clinical Cell Biology, Graduate School of Medicine, Chiba University, Chiba Japan.

- Glucose tolerance, insulin secretion, and insulin in nonobeses and obese Japanese subjects Matsumoto K, Miyake S, Yano M, Ueki Y, Yamaguchi Y, Akazawa S, Tominaga Y. Department of Internal Medicine, Sasebo Chuou Hospital, Sasebo City, Japan.
- High glycemic food, Overeating and Obesity Ludwig DS, Majzoub JA, Al-Zahrani, dallal GE, Blabco I, Roberts SB, Pediatric 1999;103;E261-E266
- Inhibition of Triglyceride Synthesis as a Treatment Strategy for Obesity Lessons from DGAT1-Deficient Mice Hubert C.Chen, Robert V, Farese,Jr From the Department of Medica; Sciences（H.C.C）, Amgen Inc, Thousand Oaks;the Gladstone Institute of Cardiovascular Disease（R.V.F）, University of Califprnia, San Francisco Correspondence to Dr Robert V, Farese, Jr, Gladstone Institute of Cardiovascular Disease, 1650 Owens St, San Francisco, CA 94158.
- Insulin and leptin resistance with hyperglycemia in mice lacking androgen receptor Lin HY, Xu O, Yeh S, Wang RS, Sparks JD, Chang C. Department of Pathology, Urology, Radiation Oncology, and the Cancer Center,601 Elmwood Ave,Box 626,Rochester,NY 14642 USA.

- Insulin resistance:A Chicken That Has Come to Roost Gerald M Reaven Standford University School of Medicine
- Insulin resistance patients with type 2 diabetes mellitus have highder serum leptin levels independently of body fat mass Fischer S, Hanefeld M, Haffner SM, Fusch C, Schwanebeck U, Kohler C, Fucker K, Julius U. Institute of Clinical Metabolic Research, Medical Faculty Carl Gustav Carus, University of Technology Dresden, Fetscherstrasse 74,01307 Dresden, Germany.
- Insulin resistance,role of leptin and leptin receptor Shintani M, Ogawa Y, Nakao K. Department of Medicine and Clinical Science, Kyoto University Graduate School of Medical.
- Metabolic consequences of physical inactivity Biolo G, Ciocchi B, Stulle M, Piccoli A, Lorenzon S, Dal Mas V, Barazzoni R, Zanetti M, Guarnieri G. Department of Clinical, Morphological,andTechnological Sciences, Division of Internal Medicine, University of Trieste, Trieste, Italy.
- Metabolic Syndrome:A tug-of war with no winner Daniel S Brotman and John P Girod Cleveland Clinic Journal of Medicine,Dec.2002.Vol 6912,990-994

- Pituitary resistin gene expression:effects of age,gender and obesity Morash BA, Ur E, Wiesner G, Roy J, Wilkinson M. Department of Obstetrics and Gynaecology,Division of Endocrinology and Metabolism, Faculty of Medicine, Dalhousue University, Halifax, Nova Scotia, Canada.
- Plasma leptin and insulin in C57BI/6J mice on a high-fat diet:relation to subsequent changes in body weight. Ahren B. Department of Medicine, Lund University, Maimo, Sweden.
- Relationship between insulin sensitivity and plasma leptin concentration in lean and obese men. Segal KR, Landt M, Klein S. Department of Pediatrics, Cornell University Medical College, New York 10021 USA.
- Regulation of resistin expression and circulating levels in obesity,diabetes,and fasting Rajala MW, Qi Y, Patel HR, Takahashi N, Banerjee R, Pajvani UB, Sinha MK, Gingerich RL, Scherer PE, Ahima RS. Department of Cell Biology and Diabetes Research and Training Center, Albert Einstein College of Medicine, Bronx, New York, USA

- Rethinking leptin and insulin action:Therapeutic opportunities for diabetes Yildiz BO, Haznedaroglu IC. Endocrinology and Metabolism Unit,Department of Internal Medicine, Hacettepe University Faculty of Medicine, Ankara, Turkey.
- Role of glucocorticoids in physiopathology of excessive fat deposition and insulin resistance Asensio C, Muzzin P, Rohner-Jeanrenaud F. Laboratory of Metabolism, Department of Internal Medicine,Department of Cell Biology and Metabolism, Faculty of Medicine, University of Geneva, Swizerland.
- Regulation of plasma leptin in mice:influence of age, high-fat diet, and fasting Ahren B, Mansson S, Gingerich RL, Havel PJ. Department of Medicine, Lund University, Maimo, Sweden.
- Roles of leptin receptor/STAT3-dependent and independent signals in regulation of glucose homeostasis Bates SH, Kulkarni RN, Seifert M, Myers MG Jr. Division of Metabolism,Endoctinology and Diabetes, Department of Internal Medicine, University of Michigan, Ann Arbor, Michigan 48109 USA.

- Serum leptin levels in female patients with NIDDM Haque Z, Rahman MA. Department of Biochemistry, Ziauddin Medical University, Karachi, Pakistan.
- The Glycemic Index–Physiological Mechanism Relating to Obesity, Diabetes, and Cardiovaccular Disease. David . Ludwig, MD, PhD JAMA, May 8.2002-Vol 287, N0 18

【附錄三】作者簡介

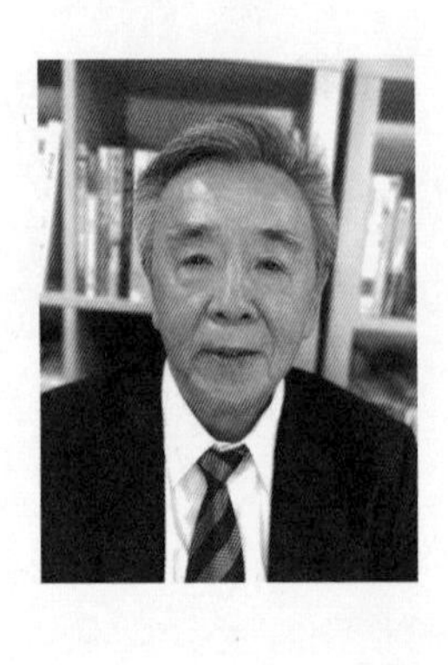

蕭愼行 院長

現任——「胰島素5.0」研究中心院長
「胰島素5.0」健康學會秘書長
香港報德善堂中醫診所減重部門主任

學歷——台北醫學院畢主修檢驗醫學

經歷——前 Easy Slim 胰島素中心院長

研究——高胰島素理論相關研究
代謝矯正技術研發人
胰島素5.0健康計畫研發人

著作——《你很餓，所以容易胖！》

《腰太粗，原來是胰島素在搞鬼！》

《矯正代謝不生病：拒絕高胰島素，遠離肥胖、三高、慢性病！》

《肥胖風暴：掉入糖尿病、腦中風、心血管疾病、癌症的黑洞》

《矯正代謝力：遠離三高、糖尿病、代謝症候群》

榮譽——《矯正代謝不生病》榮登博客來暢銷金榜、金石堂暢銷新書月排行第一名

《肥胖風暴》金石堂醫療保健長銷書

《矯正代謝力》博客來、三民書局醫療保健新書榜、金石堂疾病百科暢銷榜

胰島素5.0研究中心

胰島素5.0健康協會

會址：台北市中山區復興北路150號11樓之2

TEL：（02）2713－2786

（02）2713－2787

FAX：（02）2713－2755

Email：hsiao155@gmail.com

國家圖書館出版品預行編目 (CIP) 資料

食癮：胰島素 5.0 健康計畫 / 蕭慎行作 . -- 第一版 .-- 臺北市：博思智庫股份有限公司，民 110.10 面；公分

ISBN 978-626-95049-1-6(平裝)

1. 新陳代謝疾病 2. 保健常識 3. 減重 4. 健康法

415.59　110015105

美好生活 37

食癮 胰島素 5.0 健康計畫

作　　者 | 蕭慎行
編　　審 | 李天行
主　　編 | 吳翔逸
執行編輯 | 陳映羽
美術主任 | 蔡雅芬
媒體總監 | 黃怡凡

發 行 人 | 黃輝煌
社　　長 | 蕭艷秋
財務顧問 | 蕭聰傑
出 版 者 | 博思智庫股份有限公司
地　　址 | 104 台北市中山區松江路 206 號 14 樓之 4
電　　話 | (02) 25623277
傳　　真 | (02) 25632892

總 代 理 | 聯合發行股份有限公司
電　　話 | (02)29178022
傳　　真 | (02)29156275

印　　製 | 永光彩色印刷股份有限公司
定　　價 | 350 元
第一版第一刷　西元 2021 年 10 月

ISBN 978-626-95049-1-6

博思智庫股份有限公司

博思智庫粉絲團　Facebook.com/broadthinktank